知的生きかた文庫

お腹からやせる食べ方

柏原ゆきよ

JN102347

三笠書房

医師や栄養のプロは知っています。
本来、体に必要な栄養をきちんと摂れば、
自然とやせられます。

日本人の体にピッタリの
「食べてやせるダイエット法」を
紹介します！

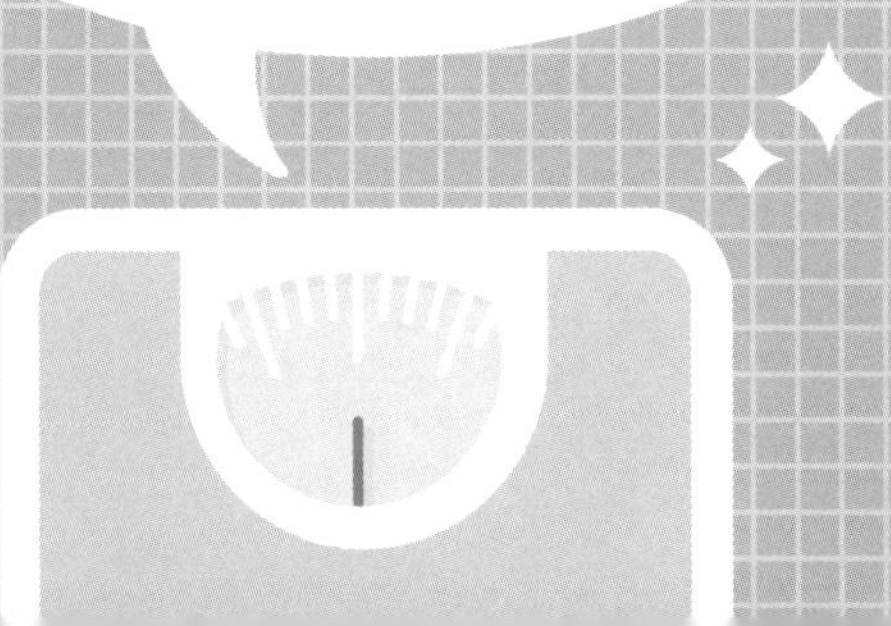

はじめに

医師や栄養のプロは知っています。

食べても食べても**食欲が止まらないのは、栄養が足りない証拠です。**

私はお腹ぽっこりの人ほど、栄養のある食べ物をしっかりと摂るようにアドバイスしています。すると、みるみるお腹からやせていきます。みなさん、「あんなに食べているのに、なんでやせていくの！」とビックリします。食べるとやせるなんて意外ですよね。

でも、**10日でウエスト8センチ減、1年で20センチ減といった激やせをしている人も続出しています。**なぜ、食べるとお腹からやせていくのでしょうか？

◎お米を食べると、お腹からやせる⁉

ぽっこりお腹の原因は「栄養過剰」だけでなく「栄養不足」。だから、栄養を補えば、自然とお腹からやせていきます。

肥満についてはいくつかの視点から説明できますが、カロリーの面から解説していきましょう。

カロリーはあるけれど、カロリーを燃焼させる「栄養が不足している」ファストフードやお菓子、加工食品やバランスの悪い食事を食べ続けると、脳は栄養不足と判断し、あなたは栄養がある食べ物が口に入るまで食べたいと思うようになります。そして、食欲が抑制できず、つい食べすぎてしまいます。摂りすぎたカロリーは脂肪となります。お腹は内臓が詰まっている大事な場所なので、体の防御反応で、脂肪は優先的にお腹につくようにできています。ちょうど飢餓状態の子どもたちのように……。

ところが、全く逆に「カロリーを燃焼させる栄養」を摂って胃腸をしっかりと動かすと、代謝が上がり、食べても太らない体に変わっていきます。体の内側から、つま

り胃腸を鍛えると、お腹の内臓脂肪から下半身、全身と脂肪が落ちていきます。

特に、食べるダイエット法はお腹の脂肪である内臓脂肪に効くので、すぐに結果が出るのが特徴です。**内臓脂肪が多い人は、「栄養不足」で太っているので、特に「食べてやせる」ダイエットの効果があります。**

実践した人は高い確率で結果が出ています。「食べたら太る」は誤解だったのです。栄養バランスの良い食材を選べば、自然とやせていきます。

特に、医療業界や栄養のプロにとっては世界一のダイエット食品であることが常識である、お腹やせスーパー栄養食材の「お米」を中心とした食事にすると、体温が上がり、絶えず脂肪が燃焼する体質に短期間で変わることができます。

「お米でやせられる」とは、何とも意外ではないでしょうか。

糖質制限ブーム以降、特に「白い炭水化物」の代表的な食材である「お米」は、ダイエットの大敵、食べる量を減らしたほうがいいといわれがちです。糖質は「血糖値を上げて、体にダメージを与えてしまう」というマイナスのイメージを持っている方もいらっしゃるかもしれません。

この本ではあなたのそんなダイエットの常識を覆していきますので、ぜひ楽しみながら読み進めてください。

最近、それほど太っていないのにお腹だけぽっこりと出たメタボ体型の人が増えたと思いませんか？　お腹が出ている人は、アンバランスな栄養によって体内のバランスも崩れている状態です。栄養が偏るとお腹から太っていき、栄養のあるご飯を食べていれば、お腹からやせていきます。本書で紹介するのは、きちんと食べてやせる！健康的なダイエット法です。

◎女優やアスリート向けに開発したノーストレス「時短」ダイエット

私は、一般の方だけでなく女優やプロボクサーなど、高いストレス環境下で、短期間に、しかもキレイに、運動能力を向上させつつ体を引き締めていく必要がある職業の方々へのアドバイスを、長年行ってきました。この「食べてやせるダイエット」は短期間で効率的に魅力的な体に変身したいすべての方に有効です。

短期間で、するりと脱ぐように脂肪を落とせるうえ、気持ちも前向きになるので、早くからダイエットのモチベーションが高まります。

「太るかな」「つらいなあ」と思いながら食べると、太りやすい体内メカニズムができるので、ストレスをできるだけ減らすことが、このお腹やせダイエット法を成功させる秘訣です。

だから、運動も必要なく、お酒もご飯も甘いものも満足いくまで食べてOKです。「賢くおいしく食べて、楽しくやせて若返る！」——この、いいことがいっぱいの食べるだけダイエットを、ぜひあなたにとって人生最後のダイエット法にしてもらいたくて、この本を書きました。

人間の体の「消化吸収」「燃焼」「排出」の法則に流行はありません。この本では、体のメカニズムに基づいた「不変のダイエットの法則」を伝えていきます。

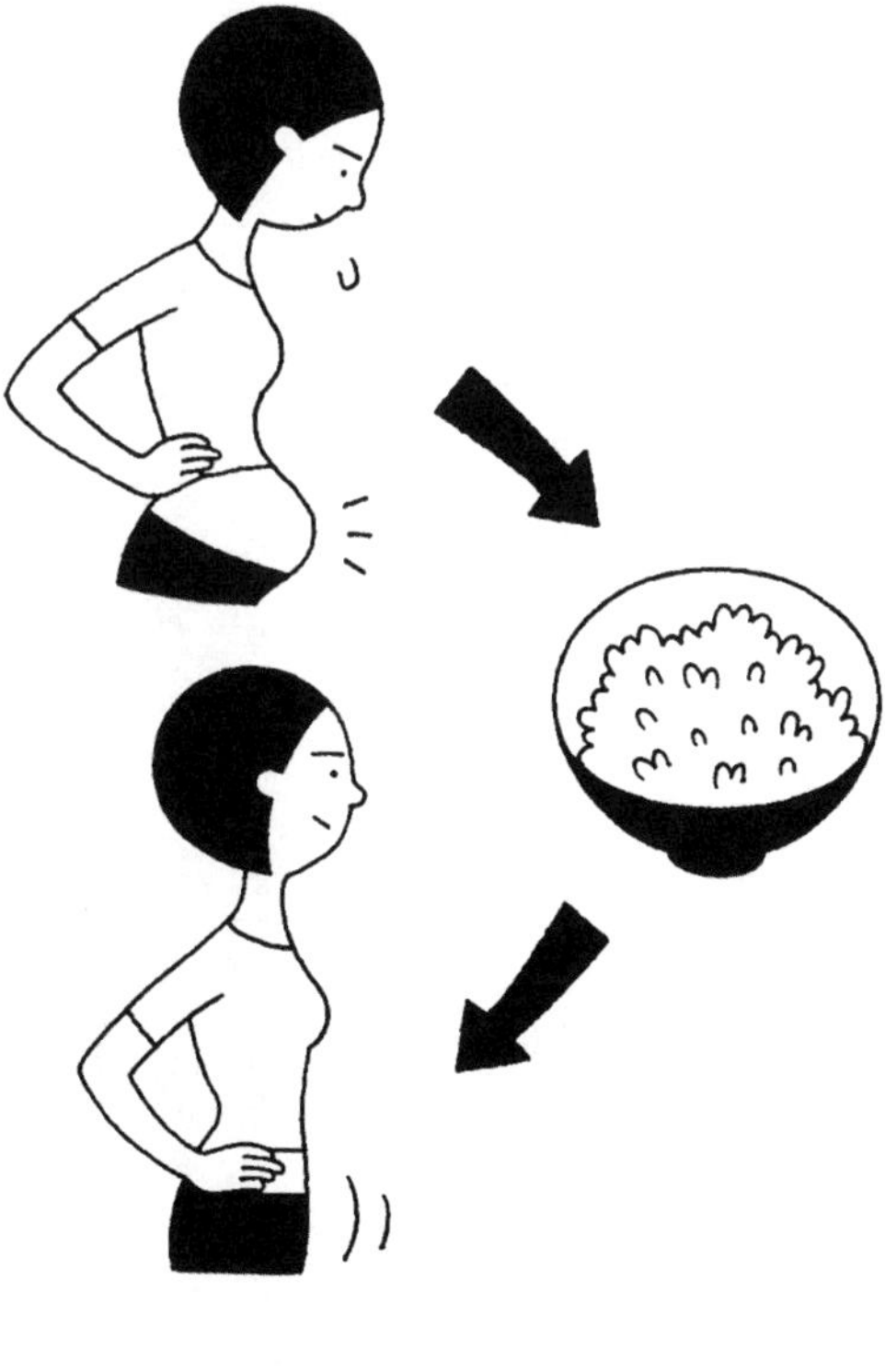

◎健康診断オールA&ちょっと若く見られるようになります

私はこれまで5万人のダイエットや食生活のアドバイスをしてきました。多くの人が「お腹やせスーパー栄養食材」であるお米を中心とした食事を始めたとたんに、体内にため込んだ余計なものがどんどん排出され、「下腹」から全身がみるみるやせていきました。

体内の余計なものを出すと**腸内環境が整い**、さらにうれしい効果があります。

体はすべて一枚皮でつながっているので、腸内の粘膜がキレイになると全身の新陳代謝が活発になり、顔や全身の細胞も次々と若返っていきます。細胞の入れ替わりとともにジワジワと体質が変わり、シミ、しわ、たるみ、便秘や胃痛、肌荒れも次々と改善します。

何を隠そう私の10～20代は、激しい乾燥肌でシミ・しわ・くすみが深刻で、29歳の頃には40代と間違われるほど老け込んでいました。目の下のクマもひどかったため「クマ子」とあだ名がつき、背中のニキビや二の腕のブツブツに悩み、湿疹《しっしん》などの肌トラブルも多く頻繁に皮膚科通いをしていました。ところが、お米と雑穀中心の食生活にしたところ、みるみるうちに肌質が変わり、シミ・しわ・くすみも改善、クマも目立たなくなりました。背中も二の腕もツルツルで今では20年前より肌がキレイです。

続ければ続けるほど大きな差が現れてくるのです。やせるだけじゃない！　お米の若返り効果に驚く人が続出しています。私は日本中を講演でまわっていますが、連日、全国からたくさんのメールをいただきます。

■10日間お米を中心とした食事にしたら便秘が治って3kg減。お腹がぺったんこになりました。1ヵ月続けたら、友人から「顔のたるみがとれて、整形したみたい。何を始めたか教えて」と言われて、うれしくなりました！（42歳・女性）

■今までもお米は食べていたけど、お米の量を増やして「ご飯6割・おかず4割」にしたら、お腹からやせて3年前の服が入るようになりました。炭水化物抜きダイエットでは、筋肉ばかり落ちて、お腹がなかなかやせなかったのに！（31歳・男性）

■雑穀ご飯中心の食事に変えたら1週間で肌がツヤツヤになって、3ヵ月後、ずっと気になっていた目元のしわが薄くなりました。（28歳・女性）

■雑穀ご飯を食べ始めたら、疲れにくくなりました。朝もスッキリ起きられて、仕事にもやる気が出てきて、この食事法は元気をくれるんだと感じました。（48歳・男性）

「お米を食べる」だけで、元気にキレイになっていく人が日本中に増えています。

このダイエット法は、細胞の質から変えるので、面白いほどやせるだけでなく、肌ツヤがよくなって若返り、活力が出て元気になっていくのが特長です。

お米は「お腹を鍛えるダンベル」「食べる激やせサプリ」「心の栄養剤」と言えると思います。お腹引き締めや美肌効果はもちろん、ストレスを消す効果もあるからです。

◎食事を変えると、性格や人生が変わります

この食事法を実践された方から「ちゃんと食べる＝やせる」だけではなく、「ちゃ

んと食べる＝若返る」ことであり、「ちゃんと食べる＝元気になる」ことだと実感した、という声をよくいただきます。何を食べるかは、どう生きるかということ、そのものです。今日食べるものが、明日のあなたをつくります。体や食事の知識は、楽しく元気に人生を切り開いていくための大きな財産であり、〝強い武器〟そのもの。

体をつくっている何十兆個といわれる細胞も、神経伝達物質、体内の酵素、ホルモンなどもすべて「あなたが食べたもの」からつくられます。食べ物のバランスや質は、自分自身の心身のバランスや体の質そのものに反映されるのです。

肌荒れも集中力がないのも、気分が落ち込むのも、太りやすいのも、疲れやすいのも、遺伝や性格や加齢のせいだけではありません。「食事」を変えると、心の状態も体の状態も確実に変わります。

ぜひ、楽しみながら体と心の変化を実感していただけたらと思います。今から始めれば、心身の健康という幸せを、誰もが手に入れることができるはずです。

1ヵ月後、あなたは自分の変化に驚くはずです！

柏原ゆきよ

推薦の言葉

ダイエットして健康になりたいと思うなら、
自分の体の仕組みを知ることが大切です。
糖質オフで減るのは水分で、脂肪はほとんど減りません。
お米を上手に食べることで、
内臓脂肪を減らしましょう。

森谷敏夫（京都大学名誉教授）

◎目次

第1章

ちゃんと食べると、お腹からやせます！

……ハードな運動なしで、お腹ぺったんこになる！

第2章 お腹からやせていく習慣とは？

……「大きく変える」より「小さく変える」とやせていきます

第3章 この食べ物で、お腹からやせていきます！

……人生の「毒」になる食べ物 スーパー、お店の裏側

第4章 「やせる」食べ物=「強い心と体」をつくる食べ物
……砂糖はヒステリックな人をつくり、お米は穏やかな人をつくります

第5章 外食が多い人のための、お腹やせ！

……ストレスを発散して、楽しく食べて飲むと太らない

企画協力／西浦孝次・白木賀南子
（一般社団法人　かぎろい出版マーケティング）
執筆協力／宮岸洋明
本文イラスト／高田真弓
本文ＤＴＰ／有限会社 一企画

第1章

ちゃんと食べると、お腹からやせます！

……ハードな運動なしで、お腹ぺったんこになる！

1

パンよりお米を選ぶと、お腹から、みるみるやせます

厚生労働省の調査によると、ほとんどの日本人は、既にびっくりするほどカロリーの少ない食事を摂っています。食糧事情が悪かった戦後まもない1946年よりもカロリーを摂っていないのです。

3食きちんと食べない人の増加や低カロリー志向などの背景により、一日あたりのカロリー摂取量は減っているのに、太っている人が増加中です。肥満人口の割合は、男性約30％、女性約20％と上昇中で、日本は、約4人に1人が肥満の肥満大国です。

私が現場でお会いしたメタボ体型の方の大半は、カロリーオーバーしていませんでした。カロリー不足の方が多いくらいに日本人の多くがカロリー制限しているのに、年々肥満人口は増え、お腹ぽっこりな人が増えているのは、なぜなのでしょうか？

実は、多くのやせたい人が実践している「カロリーを抑える」ではなく、**「カロリーを消費&燃焼する栄養をきちんと摂る」**ことで、体型や美しさに大きな差がつくというのが、多くの医療や栄養のプロたちの考えです。例えば**カロリーを消費しやすい食材とはパンよりお米です。**同じカロリーのお米とパンを比べた場合、お米のほうが、カロリーを消費しやすいのです。

「まさか?」と思うかもしれませんが、お米をちゃんと食べたほうがやせられるんです。これまで「お米は太るから控えたほうがいい」とか「栄養を摂るために、お米は残してもおかずはきちんと食べたほうがいい」と教えられてきたかもしれませんが、一日3食「お米」を食べるだけで脂質の比率が抑えられ、代謝力が高い、太りにくい体に変わることができます。食パンの場合、カロリーの中で脂質の占める割合は約15%です。バターなどをつけるとさらにグッと上がります。例えば、クロワッサンはとってもおいしいのですが、半分近くが脂質です。一方、お米は脂質がたった2%ほどしかありません。**カロリーは、脂質の割合が高すぎると燃焼しにくい**性質があるので、同じカロリーを摂った場合、**パンよりお米のほうが断然燃えやすい**のです。

今後は「カロリー量の大きさ」で見るのではなく「カロリーを消費しやすいバランスか」で判断しましょう。そもそも、カロリー計算するのは面倒です。ストレスになると天然のやせサプリである消化液の分泌が悪くなる傾向がありますので、計算はもうやめましょう。**カロリーを燃焼する栄養をしっかり補えば代謝が上がり、自然とやせていきます。だから、あなたはもう太りようがない**のです。

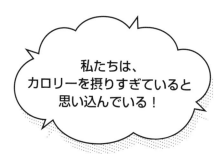

私たちは、カロリーを摂りすぎていると思い込んでいる！

戦後すぐの1946年より摂取カロリーは
減っているけれど、肥満者は続々増えている。
カロリーの摂りすぎが、太る原因ではない！

日本人1人一日あたりのカロリー摂取量の推移

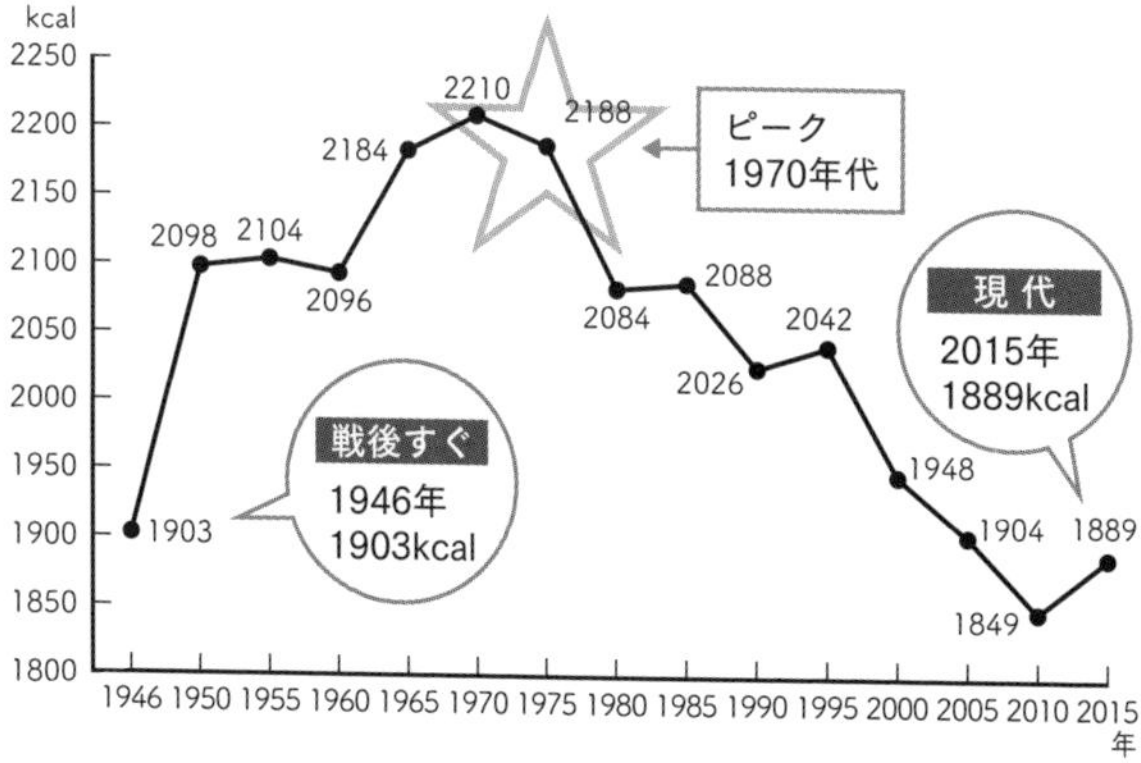

出典：厚生労働省「国民健康・栄養調査」

2

「ご飯食」こそ、日本人の体質にぴったり！

日本人は長年、米中心の食事をして暮らしてきました。それにより、日本人の体はお米に適した体質になっているということが、さまざまな研究で明らかになってきています。

その一例をあげると、ダートマス大学のナサニエル・ドミニー博士の研究チームは、唾液中のアミラーゼ（でんぷんを糖に分解する働きのある酵素）をつくる「アミラーゼ遺伝子」に民族による違いがあることを２００７年に発見しました。日常的にでんぷんを多く摂らない民族には、アミラーゼ遺伝子が少なく、日本人などのでんぷんを多く摂る民族にはアミラーゼ遺伝子が多いという特徴があったのです。

アミラーゼ遺伝子が多いと、ご飯を口の中でかんだとき、でんぷんが糖へと早く分解され、甘みを感じやすくなります。そして、アミラーゼ遺伝子が多い人ほど、でんぷんを食べても太りにくい体質であることが明らかになっています。つまり、**日本人はご飯を食べても太りにくい**ということです。

また、アミラーゼ遺伝子の数とインスリンの分泌に関係があることもわかってきています。インスリンは血糖値を下げるホルモンですが、一方で体脂肪の合成を促す、つまり太りやすくする働きもあります。でんぷんを摂ったときに、アミラーゼ遺伝子が多い人は、約20%もインスリン分泌が少ないそうです。甘みを早く感じることで糖に反応して速やかに適量のインスリンを分泌し、効率よく糖を取り込めるので、過剰なインスリンが出ず、肥満になりにくいのです。

このように、インスリンの分泌は、唾液の働きが影響することから、「食べ方」が重要であることがわかります。**よくかんで唾液を出し、しっかりとアミラーゼを働かせた状態で飲み込むことが大切です。くれぐれも、早食いにならないよう気をつけてください。**パンやめん類を食べるときはとてもそしゃくが少なく、早食いになる傾向があります。やはり、ご飯を主体にしてよくかむ意識を持つことが大切なのです。

また、ケーキなどの甘いものとご飯のようにでんぷんを多く含む食材を「炭水化物」や「糖質」として、同一に論じるべきではないでしょう。

1人あたりの米の消費量の推移

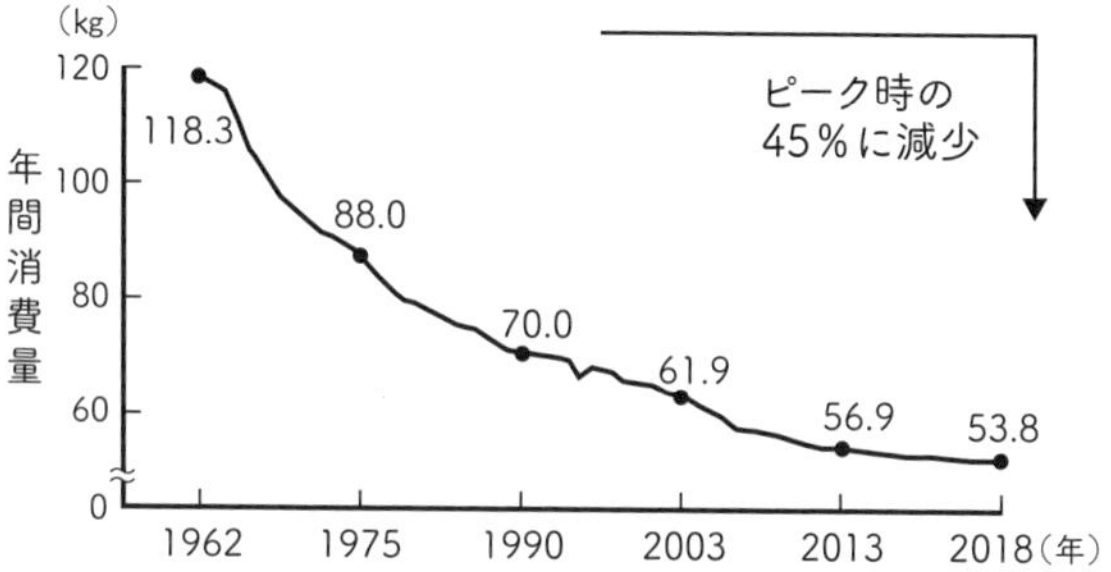

出典：農林水産省 食料受給表

アミラーゼ遺伝子の数

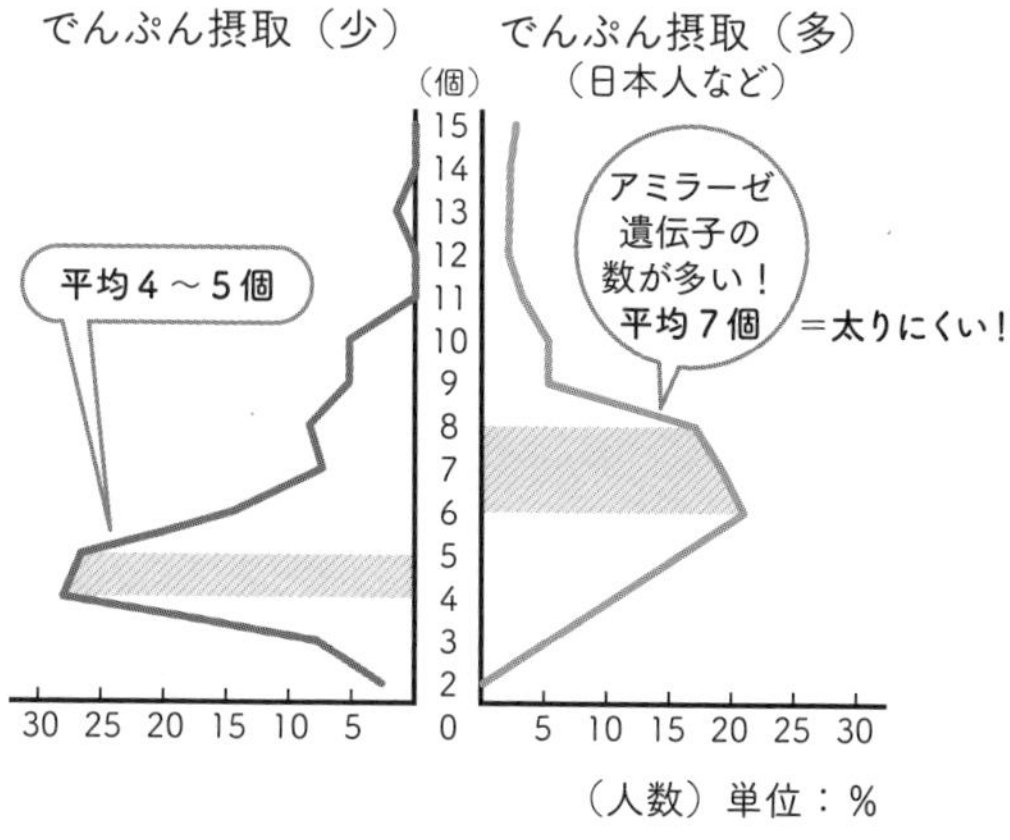

出典：ダートマス大学のナサニエル・ドミニー博士の研究結果より作成

3

「お米6割・おかず4割」が、やせる！ゴールデンバランス

一般の方にはあまり知られていませんが、**食事で摂ったカロリーを効率的に燃焼する栄養バランスは、「炭水化物60%以上、たんぱく質15%、脂質20~25%」**です。

細かい数字を覚えるのは面倒なので、おおまかにお弁当箱をイメージして、**お米がだいたい６割を占めていて、残りの４割がおかずと覚えておくので十分です。お米のカロリーは、脂質の比率が約２%と非常に低く、どんなおかずと組み合わせても「やせる方程式」にあてはまる最適な食材です。**

戦後、食卓が豊かになり、おかずの数が増えたことで、お米の消費量は激減。日本人の食事は脂質の比率が、どんどん増え、肥満人口が増えていきました。脂質の多い食事は満腹中枢を鈍らせ、食欲の抑制がききにくくなります。

「一日30品目食べなさい」と言っていた厚生労働省も「一日30品目食べたらおかずが増えて肥満になる」と提案を取り下げています。今まで教えられてきた「おかずをしっかり食べる」は、今や非常識な健康法になりました。

お米の割合を６割にするだけで、不思議なほど脂肪が燃えやすい体に変わります。

会席料理や幕の内弁当といった、おかずの多いごちそう食は脂質が多くなりがち。非日常食として楽しみにしつつ、普段はおかず控えめのシンプルな食事がおすすめです。

では、お腹からやせていくために必要な栄養とはなんでしょうか？

炭水化物、たんぱく質、脂質は、カロリーの元となる燃料で、土台だと思ってください。土台のバランスがいいと燃焼されやすくなります。

そして、ビタミン、ミネラル、食物繊維は土台のすき間を埋めて燃やす栄養です。これらをちゃんと摂ると体は満足します。

むしろ、食欲が止まらないときは、「何かが足りないサイン」です。

ファストフード、加工食品、お菓子といった「カロリーはあるけど、栄養がからっぽ」な食品ばかり食べていると、食欲は止まらないように体はできているのです。

この穴を埋めない限り、燃えにくく代謝が悪い体質は変わりません。

デニッシュパンやインスタントラーメンなど、土台のバランスが悪く、穴のあいた食品ばかりで偏食していませんか？　でも毎日バランスがとれたレシピやメニューを探すのは大変だと思いますので、ある一つの食材だけ、覚えてください。

たいていのお店で提供しているスーパー食材が日本にあります。それが、栄養の

「炭水化物、たんぱく質、脂質」の割合が
変化したから、肥満人口が増えました。

体の脂肪を最も効率的に燃やす栄養バランスは、
「炭水化物60%以上、たんぱく質15%、脂質20～25%」

現代人は、今の食事より
炭水化物を増やしたほうが、
脂肪が燃えやすいバランス
をつくります

日本人1人当たりの1日の
3大栄養素ごとの摂取エネルギーの推移

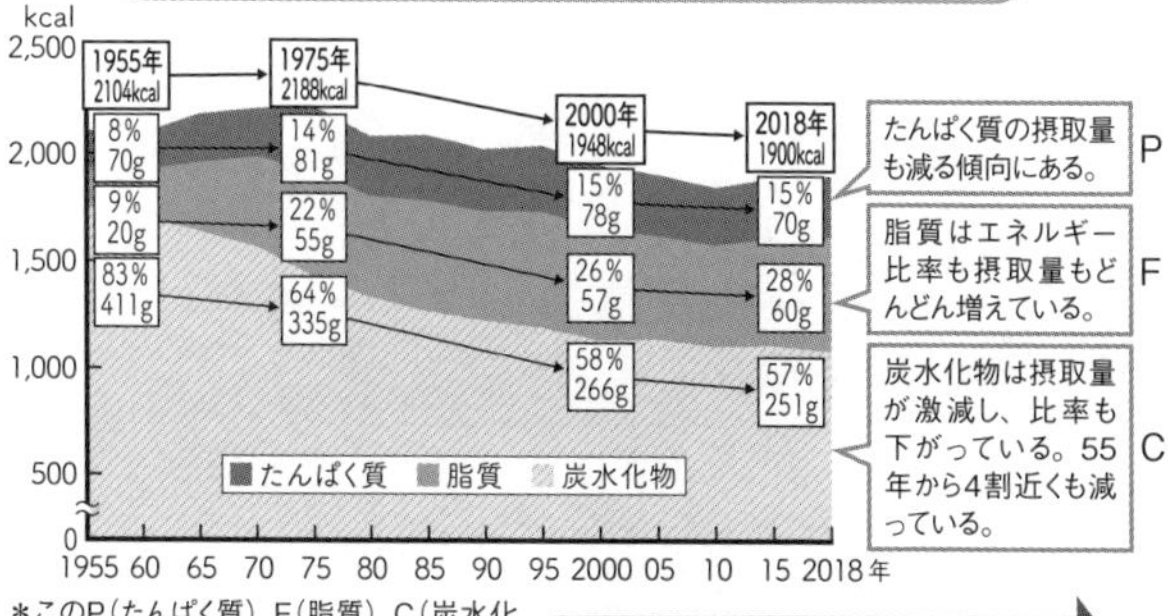

＊このP（たんぱく質）、F（脂質）、C（炭水化物）バランスは、食品によって異なった計算方法をするため、必ずしも合計が100%になりません

＊たんぱく質、脂質、炭水化物の割合は小数点以下を切り捨てています

おかずの増加＆脂質の増加で、肥満大国に！

出典：厚生労働省「国民健康・栄養調査」をもとに作成

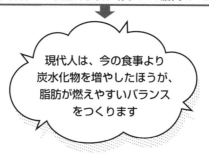

「質」が高く「お腹からやせる」スーパーフード、（意外かもしれませんが）お米なのです。

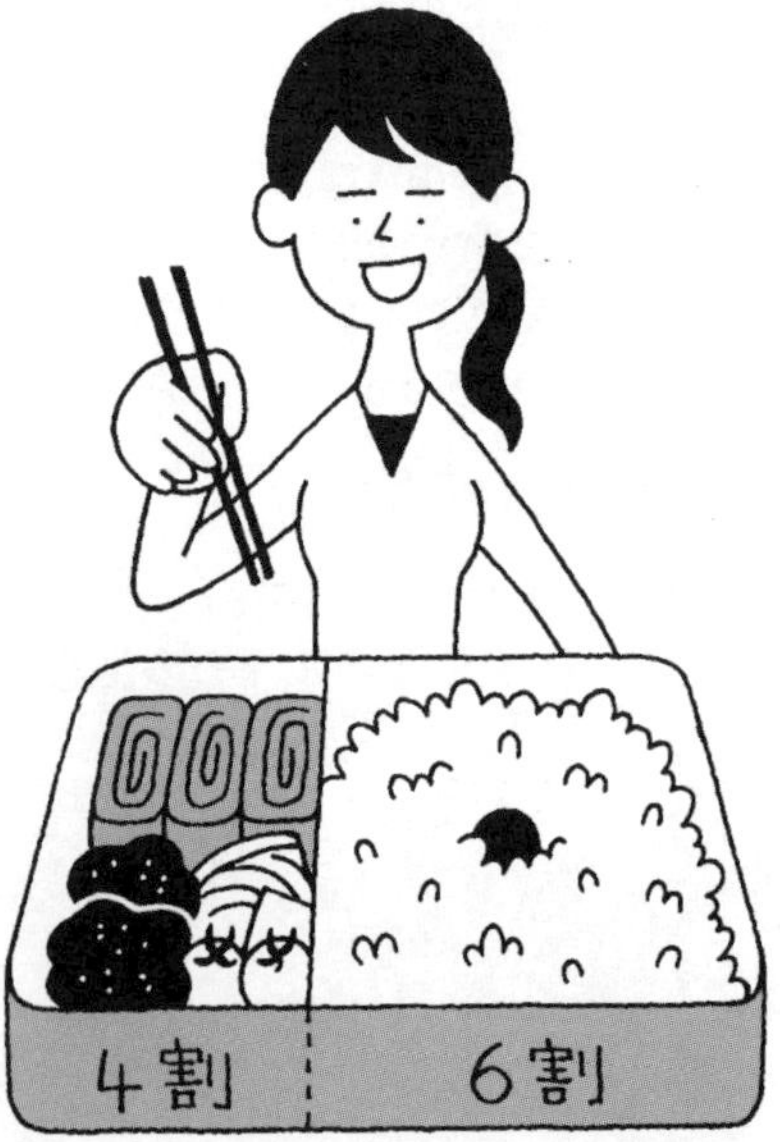

やせる方程式

カロリーが燃焼するバランス

＋

カロリーを燃焼させる栄養

＋

余計なものを排出する栄養

＝

自然とやせていく！

やせるには、この栄養が必要です！

カロリーが燃焼するバランス	カロリーを燃焼させる栄養	余計なものを排出する栄養
炭水化物 60%以上 たんぱく質 15% 脂質 20〜25%	ビタミン たっぷり ミネラル たっぷり	食物繊維 たっぷり

**お米を主食にすると、
この栄養バランスが非常にとりやすいから、
頑張らなくても体は勝手に燃えてくれます！**

4

お米は、世界で一番効く「ダイエット食品」です！

「お米は太るから食べない」は今や非常識な健康法です。**お米は太りやすいと思っている方が多いのですが、実はとても魅力的なダイエット食品です。**

医師や栄養のプロたちがお米を「最高のダイエット食品」と呼んでいることは、一般的には、まだまだ知られていません。お米には私たちが必要とする栄養のほとんどが含まれているのです。体を動かす燃料となる「炭水化物」、細胞の材料となる「たんぱく質」、燃料を燃やす役割の「ビタミン、ミネラル」、排出力を高める「食物繊維」と勢揃いしています。現代の食事でオーバーしやすい脂質が少ないというのも優秀な点。このバランスによって、全身の代謝を活性化してくれます。

《お米の主な栄養成分》

◎炭水化物⇩体を動かすガソリンともいえる存在。抜くと代謝が下がります。代謝が下がると筋肉が落ち、お腹から脂肪がついてきます。粒状のお米をそしゃくしてゆっくり食べると血糖値の急上昇を防げます。

◎たんぱく質⇩お米にたんぱく質のイメージはありませんが、日本人は主にお米からたんぱく質を摂取してきました。筋肉や骨、血液やホルモンなど体内のあらゆるものの材料。不足すると老化が進みます。

◎ビタミンB群⇩糖質や脂肪の燃焼を助けて、細胞の新陳代謝を促します。疲労回復、ダイエット、美肌を目的とした栄養ドリンクの常連となる成分。

◎マグネシウム⇩体内酵素の働きを支える重要なミネラル。代謝を活性化します。

◎鉄⇩いい血液をつくるためには欠かせない。貧血の改善にも有効です。

◎亜鉛⇩細胞の再生に必要な、新陳代謝の要となるミネラル。美肌の元。

◎食物繊維⇩食物繊維は野菜のイメージが強いのですが、穀物由来のほうが整腸作用があります。さらに、お米は難消化性のでんぷん・レジスタントスターチを多く含みます。食物繊維に似た性質で整腸作用もあり、お米は便秘改善にもとても効果的です。

……と、**美肌や便秘、老化防止にも効果的な栄養が盛りだくさん。**

これだけバランスよく栄養が詰まっている食材はほかにありません。だから、**お米は「ダイエット食品」であり「食べる美容液」であり、「究極の栄養ドリンク」**といえるくらいの存在なのです。まずは一日3食、3日間ご飯を食べてみてください。3

日目には「あれ、最近便通がいい」「肌が乾燥しにくくなった！」と感じます。

食物繊維や良質なミネラルなどの働きで、まず**「腸」のゴミ出しができる**ので、便通やお肌の調子が良くなるからです。10日間続けると、たいていの人が「運動していないのに、お腹がへこんできた」ことに気づきます。おかずを減らして**しっかりお米を食べると、お腹の内臓脂肪を特に落としてくれます。**

そして、精神的に安定して穏やかになります。これは、セロトニンという「脳内ホルモン」が分泌されるからです。**現代人に増えているうつ病は、セロトニン不足も一つの背景と考えられています。**セロトニンが働くには炭水化物やアミノ酸（たんぱく質）、ビタミンB群、マグネシウムが必要です。お米には、全部含まれているのがすごい！　だから**メンタルの安定にも非常に有効です。**セロトニンは自律神経のバランスを整えるホルモンなので、朝の目覚めが良くなる人もいます。1ヵ月続けると、新陳代謝が活性化し肌質が変わってきます。

お腹からキレイにやせたかったら、まずはお米を食べましょう！　美肌になって、精神的に安定するというおまけまでついてきます！

5

シミ、しわ、くすみを消して、見た目年齢を若くする食べ方

「お米」はやせる栄養がふんだんに入っていることに加えて、粒状なので、自然と「かむ」ことで美容と健康へのうれしい効果があります。

1 かむだけで、食べすぎを抑えられます

よくかんで時間をかけて食べると、レプチンというホルモンが分泌され、食欲を抑制してくれます。レプチンはたまった脂肪を燃焼させる指令も出します。

「かむ」＝「やせスイッチ」をONにすること。ラーメンやお蕎麦などのめん類は、あまりかまずに飲み込んでしまううえに、早食いになるので、やせスイッチが入りません。粒状のお米は自然とかむ回数が増えるので、やせスイッチが入ります。

2 かむだけで、消化吸収＆排出力が高まります

かむと脳にサインが行き胃が動き出します。「消化スイッチ」もONになります。

食事中、もぐもぐとかむと、消化酵素のたっぷりと入った消化液が出てきて、胃も一緒にどんどん動き出します。それによって、食べ物の消化吸収が良くなり、さらに

は余計なものを外に出す排出力も高まります。

意外にも胃腸の7割は筋肉でできているので、使わないと衰えてしまいます。あまりかまないで食べられる、めん類が多い人は胃腸が衰えているかもしれません。胃腸が衰えると消化吸収力も衰え、排出力も落ちるので、太りやすくなってしまうのです。

そしゃくを意識するためには、食べ物の選び方が大切です。ヨーグルトや野菜ジュースなど液体ややわらかい食品は、そしゃくを必要としません。その点、粒状のお米は、自然とそしゃくするので胃腸が動きダイエットに効果的なのです。

3 かむだけで、小顔効果があります

また、かむというのは、首や顔まわりの筋肉を筋トレしているといってもいい状態です。**顔まわりがスッキリとして輪郭が変わるので、実際の体重の変化以上にやせて見られますよ。**二重あごやほうれい線がなくなると顔の印象が大きく変わり、若返って見えます。

4 かむだけで、若返りホルモンが出て、シミ、しわ、くすみを消します

ご飯をかむと出る「唾液」には、やせる力のほか若返りパワーも秘められています。「よくかんで食べる」ことの効果は、医学的にもはっきりとしています。唾液に含まれている「老化防止・若返り」ホルモンのパロチンは細胞の新陳代謝を活性化し、熱の放出を促すノルアドレナリンは「お肌や筋肉、骨などを活性化させ、体の内側から若返らせる」力があります。

かために炊いた**お米を中心とした食事で、しっかりと「かむ」ダイエットをして、あなたもシミ、しわ、くすみまで消してしまいませんか？** 唾液には、消化能力だけでなく、口やのどの乾燥を防ぎ、細菌やウイルスの侵入を防ぐ力や、抗菌・免疫物質が含まれており、**唾液をよく出している人はアレルギーや風邪への抵抗力が強くなり、免疫力が高まってがんにもなりにくくなると言われています。**

「かむ」食事は、ダイエットから美肌、健康まであらゆることをかなえてくれます。自然と「かむ」食事になるお米は、その点でもとても優秀なダイエット食材なのです。

6

雑穀は激やせサプリ！「下腹ぽっこり」をなかったことにしてくれます

お米がダイエット食品だったら、雑穀は激やせサプリです。一見地味な雑穀ですが、その栄養的価値と機能性、生命力の強さは、驚くほどです。

白米よりビタミンやミネラルがたっぷり。食物繊維は整腸作用が強いことも特長です。腸がぐいぐいと動き、便がどかっと出るので下腹から脂肪が落ちていきます。玄米は栄養豊富でデトックス力があるのは素晴らしいのですが、消化されにくく胃腸に負担をかけるので、胃痛や胃もたれを引き起こすことがあります。胃腸が弱っていたり、かむクセがない人が玄米を食べるとかえって栄養の吸収が悪くなります。

医療業界では**「玄米食を長く続けている人には肌がくすんでいて乾燥している人が多い。玄米がミネラルの吸収を阻害するので、新陳代謝が鈍くなり、肌が黒ずみ乾燥する」**というのが常識となっています。胃腸が弱い、貧血、体調が悪い、早食いでかまずに食べる人、6歳未満の子ども、高齢者などにはおすすめしにくい食材です。

だから、私は玄米より、**白米1合に雑穀を大さじ2~3杯程度ブレンドする**ことをおすすめしています。粒々とした食感で無意識に白米よりもかんでしまうので、「かむ」効果も期待できます。

雑穀ご飯を食べて2ヵ月で10キロやせた人は、「毎食、雑穀ご飯をよくかんで食べて」、ぐんぐん代謝も肌ツヤもよくなり、お腹まわりが15センチ減りました。試着せずに洋服が選べるようになって、自分に自信が持てるようになったと言っていました。**お米＋雑穀を食べるこのダイエットは、お腹（特に下腹！）からみるみる贅肉が落ちて引き締まり、お腹のラインが変わります。食べる量は減らさないのでリバウンドもしません。**私が食事アドバイスをしていた元プロボクサーの木村悠選手は、雑穀ご飯＋みそ汁で、お腹や胸、背中の筋肉に厚みを増し、**「ご飯がダンベルに見えてきた」**とコメントしていました。太りにくい体質になり、試合前の減量が楽になり、試合後のリバウンドもなく調子が上がり、世界チャンピオンになりました。

また、ビタミン&ミネラルが豊富な雑穀ご飯を主食にすると、お肌がツヤツヤになってビックリしますよ。ダイエット&美肌を目指すなら、断然、雑穀ご飯です。

雑穀はスーパーでも販売していますので、気軽にためしてみてください！　ただ、粗悪品も多いので、効果を狙うなら質が大事です。せっかく食べても効果が薄かったらもったいないです。見分ける方法は、雑穀を水に入れたときに沈むかどうか。質が悪いと中身がスカスカで軽いので浮いてしまいます。選ぶなら、国産のもの。特に、雑穀王国といわれる岩手県産は断然おいしいです！　味の面でも栄養面でも鮮度は大切で、酸化が進まないように脱気包装して脱酸素剤が入っていると安心です。

私は炊くときに、お米1合に対し**ひとつまみの塩と「オリーブオイル」小さじ1杯を入れています。風味が良くなり、適度な油が便通を改善してくれますので、便秘の人には特におすすめです。**

《下腹からみるみるやせる！　効果抜群の雑穀》

◎大麦⇩「食物繊維」が白米の約19倍含まれているので、整腸作用が期待できます。
味もクセが少ないので、雑穀デビューにおすすめです。ダイエット&美肌効果を狙うには、白米1合に大さじ2〜3杯（20〜30g）入れましょう。
圧縮加工されている「押し麦」よりも、圧縮加工されていない「丸麦」がおすすめです。味も丸麦のほうがおいしい☆

◎アワ
キビ
ヒエ
⇩「食物繊維」が白米の3〜7倍。鉄分も多く、貧血気味の人におすすめです。
白米1合に大さじ2〜3杯（20〜30g）の雑穀が目安です。

7

一食「100円」の朝食が、
10年後の美しさを
約束してくれます

健康的に、しかもお腹からやせたいのでしたら、基本的に朝食を摂りましょう。

朝食べることで、体温が上がり、その日一日の脂肪燃焼量を上げられます。

朝食のおすすめは、温かいご飯とみそ汁です。一食100円くらいですが、「雑穀ご飯＋みそ汁」の健康&美容効果は数万円の美容液より高いのです。朝食でしたらさらに卵か納豆（もちろんお魚やお肉など、良質なたんぱく質もいいですね）を組み合わせると、炭水化物、たんぱく質、脂質、ビタミン、ミネラルといった、代謝に必要な栄養が揃い、ダイエットから、便秘、冷え性解消、美肌、若返りまで効果があります。

お米も発酵食品のみそも体を温める効果が強いため、その日一日、脂肪が燃焼しやすい体に変えてくれます。朝、ジュースやヨーグルトといった冷たくてかまない食事だけですませるのは、胃が疲れている日や体調が悪い日以外は控えたほうがいいですね。もともと流動食は胃腸の消化能力や体力が衰えたときのものです。流動食を続けるとかむ力が弱くなり、胃腸を退化させ、老廃物を排出しにくい太りやすい体をつくります。朝の体温が36度以下という低体温ぎみの人は、食事を「熱」に変える力が低い（＝太りやすい）ので、なおさら温かくて「かむ」食事を選択しましょう。

お腹からやせる食べ方

1 朝食は、「お米＋みそ汁」が基本

昼や夜におかずを食べる人は、朝食はおかずなしのシンプル食でＯＫ。
みそ汁に野菜やきのこ類、乾物などを入れて、ダイエット効果を高めましょう。
★白米1合に雑穀を大さじ2～3杯加えて、カロリー燃焼効果を高めるのもいいでしょう！
★もちろん、「お米＋みそ汁」に卵や納豆、お魚やお肉を加えてもＯＫです！

2 お昼は「定食ご飯」「お米主食弁当」を選ぶ

このときに、カロリーを燃焼させやすいバランス「お米6割・おかず4割」を意識

しましょう。めん類、丼物、パンは、週1～2回程度に。

3 夜は、主食の「お米」をしっかり食べる

おかず中心からお米中心にバランスを逆転させると、お腹やせします。夜におかずが多いと、胃腸に負担をかけすぎてしまい、カロリーを燃焼させる力が弱まります。おかずのたんぱく質や脂質は消化が悪いので、翌日の胃もたれや食欲不振につながります。お米は消化に負担をかけない＆カロリーを燃焼させる力が強いため、お米をしっかり食べると、やせるのです。

★夜も「お米6割・おかず4割」がやせバランスです。

まず、朝食を変えるのが一番効果がありますが、朝に食欲がない方は夜から試してみて下さい。

お米を食べるときは、ぜひ「よくかんで胃腸を動かす」ことを忘れないでください。よくかむほどに、お腹に火がついて、お腹のお肉が消えていくことを意識しましょう。

8

10日でやせる！
短期集中
お腹やせダイエットレシピ

「雑穀ご飯＋みそ汁」のダイエット効果を最大限にまで高めた、10日間の短期集中体質改善レシピ「食べる断食」を紹介します。

もともと雑穀には、キレート作用といって、代謝を下げる有害ミネラルや添加物など体に負担をかけるものを体外に排出してくれる作用があります。

雑穀には食物繊維が多く含まれているため、白米だけのご飯よりも腸内を大掃除し便秘を解消してくれます。この雑穀の強力な排出作用で**体にため込んだ余計なものをデトックスすると、お腹から驚くほどやせるのです。**

雑穀ご飯＋みそ汁（野菜入り）＋ご飯のおとも（少々）3食×10日間
お米は一日1・5～2合くらい＋雑穀を米1合に対して大さじ3杯以上（30g以上）
（炊くと550～750g）茶碗4～5杯（1杯約150g）

◎雑穀 ⇩ 5～10種類がブレンドされている**ブレンド雑穀**がおすすめです。単品よりも数種類が組み合わさると相乗効果が期待できます。雑穀は組み合わせの仕方（配合）で効果や味が変わります。パサついたり、穀物臭が強いものは品質が悪いので食べないほうがいいですね。質の悪いスカスカの雑穀では結果が出ません。粒が割れたり欠けたりしていなくて、研いだとき、水に浮かない質のいいものを選びましょう。

◎みそ汁⇩具は、**ビタミン豊富な旬の緑黄色野菜や体を温める効果が高い根菜類を選びましょう。**旬の野菜を選んで、季節の変化を楽しみましょう。野菜以外にも、**デトックス効果の高いきのこ類や海藻、たんぱく源として豆腐なども OK です。**みその質も重要です。きちんと発酵&熟成している**「天然醸造」**のみそは栄養たっぷり、旨みたっぷりでおいしくて、体を温める効果が高いです。原材料に醸造用アルコール（酒精）や添加物の入っていないシンプルなみそを選びましょう。

◎ご飯のおとも⇩梅干し、しらす、佃煮、納豆、かつお節、漬物、のりなど。ご飯をおいしく食べるために必要です。自分の好きなものを選びましょう。**添加物が少ないものが理想的です。**

これを10日間続けるだけで、お腹からやせていきます。

消化に時間がかかり、消化液を多く使うおかずを減らすことで胃腸の負担を軽くしながら、体の中の余分なもの（脂肪、糖分、水分、添加物など）をしっかりと外に出すプログラムです。

この10日間プログラムで、ほとんどの方はウエストが3〜5センチ減ります。特に男性は内臓脂肪が多い傾向があるので、脂肪が落ちやすく、10日間でウエストが8〜10センチくらい減る人もいます。しっかり食べているのに、引き締まっていくのです（体重はあまり減りません）。

より効果を上げるためには、よくかんで食べることがポイントです。かむほどにダイエット効果が上がります。間食も、おにぎりならOKです。

あなたが本気でこのプログラムに取り組めば、10日間で「ウエスト5センチ減&美肌&快適な便通」が手に入りますよ。10日後を、ぜひ楽しみにしてください！

ただし、このプログラムは胃腸の消化・排出力を高める特別なものなので、10日以上は続けないでください。たんぱく質と脂質が少ないこの食事だけを続けると、かえって代謝が落ち、心も体も元気がなくなり、肌も心もパサつくようになるからです。10日間は胃腸力を上げるためのリハビリ期間なのです。

10日間続けても効果がなかったら、「あまりかんでいない」「太りそうと思いながら食べている」「お米の量が少ない」この3つに当てはまらないかチェックしてください。同じ食事内容でも、食べるときの意識や気持ちと食べ方で結果が大きく変わります。

これまで5万人以上の食事をサポートしてきて実感しているのは、何を食べるかも大事ですが、どんな感情や意識でどのように食べるかがとても大切であるということです。

これまでの食の常識や生活習慣、食べ方のクセなどの影響が大きく、自己流ではうまくいかない方もいらっしゃいます。そのため、私が代表理事を務める日本健康食育協会では、専門家がサポートして実践する「食べる断食」というプログラムを提供しています。

第2章

お腹からやせていく習慣とは？

……「大きく変える」より「小さく変える」とやせていきます

9

いま流行の「断食」や「ファスティング」、本当にやせるの？

結論からいうと、**「断食」や「ファスティング」では、基本的にはほとんどやせません。**数日間食べなかったり、野菜ジュースなど液体だけの摂取では、一時的に体重は軽くなるでしょう。でも、それで「やせた」と喜ぶのは間違いです。

まず、断食などで筋肉や体脂肪が体重に反映されるほど、わずか数日で急激に減ることは、物理的にないと思ってください。

体重は主に次の3つの重さの合計です。

1　筋肉、骨、体脂肪という体を構成する成分
2　水分
3　体内の（胃腸内を移動している）食べ物

体重が減る要素の1つ目は、食事を摂らないことで胃腸内が空になること。ちなみに、一般的な食事の1回あたりの重さは、約800g（水分含む）といわれます。

食事を抜いて軽くなったように見えるのは胃腸内に食べ物が入っていない分の重さ

であって、やせたわけではありませんね。排便のタイミングとの関係もありますが、1～2kgは軽く変動します。

そして、体重が減る2つ目の要素は、摂取カロリーが少なくなると、筋肉や肝臓に貯蔵している燃料・グリコーゲンが使われる点です。個人差はありますが、体内には約400gのグリコーゲンがあります。グリコーゲンは水とくっついて約4倍の重さになり体内に貯蔵されています。

数日間の絶食でエネルギー摂取が少ないと、グリコーゲンと結合していた水分がなくなるため、1.5～2kgくらいの体重が減る計算になります。

したがって、食べる量を減らすことで、体重自体を減らすことは可能です。しかし、この2つの要素は、**食事が戻れば体重も元通りになりますので、やせたとはいえないのです。**

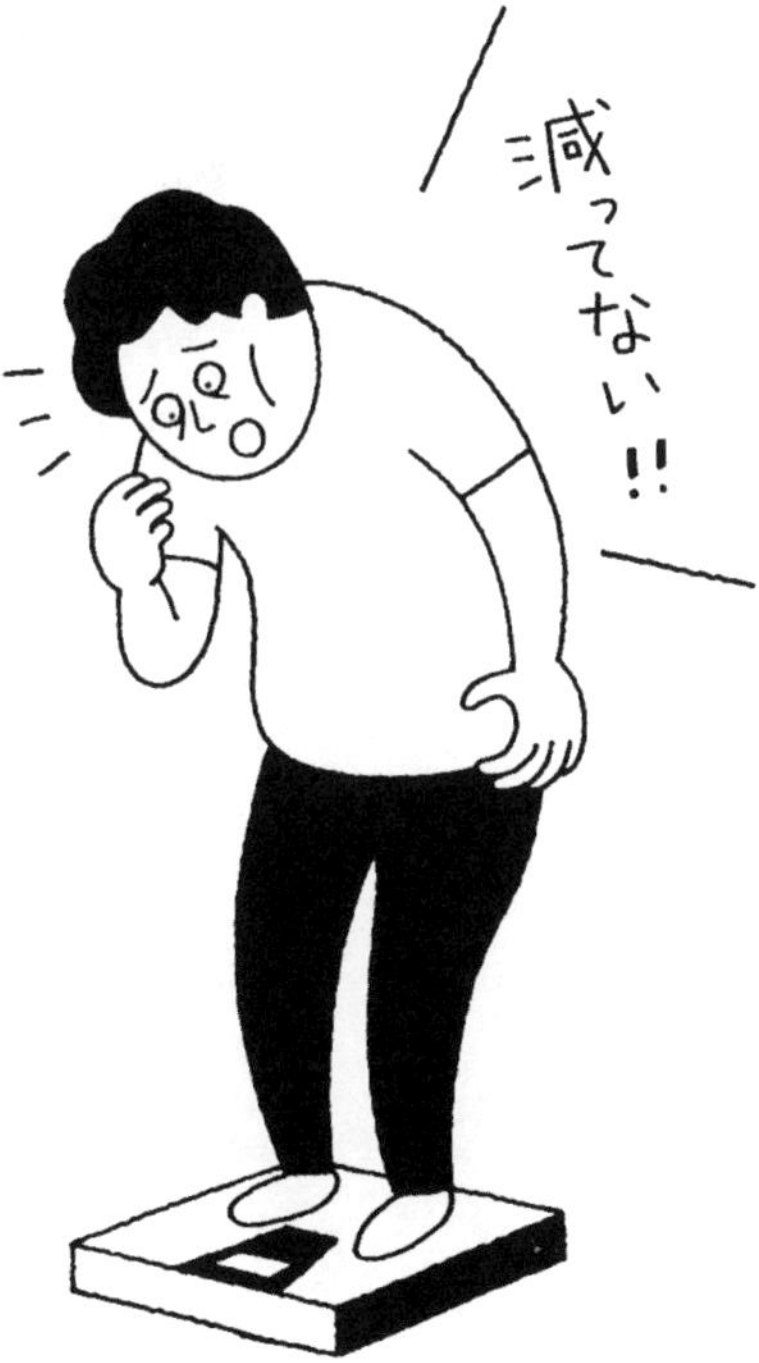
減ってない!!

10

断食・ファスティングは胃腸の筋肉を弱めてしまう！

一般的に、成人の体の水分量は60％前後といわれており、年齢とともに少なくなり、高齢者では50％前後まで下がります。人は、生まれてからどんどん乾燥していくといってもいいでしょう（赤ちゃんは80％前後、こどもは70％前後）。

水分を減らせば体重は軽くなりますが、乾燥するとしわなども増えますので、若々しさを保つためにも水分量は必要です。水分は筋肉などの細胞内にも含まれるため、単純には計算が難しいのですが、**重要なのは、体脂肪率と筋肉量のバランスです。**

断食・ファスティングを、胃腸を休める目的で行う、という話もよく聞きます。確かに現代人は、胃腸の疲れが原因の不調を抱えている人は多いでしょう。そんな人は、固形物を食べないことで体が軽くなったり、楽になったと感じることもあります。

また、固形物を数日食べないと、食事量が減る傾向があるため「胃が縮んで食べる量が減った！　やせられるかも」と考えがちです。でも、これは要注意！

これは胃腸機能の低下のために、食事量が減るという現象が起こっているからなのです。

その理由は、胃腸が「筋肉」、しかも自分の意思では動かせない不随意筋でできているからです。

筋肉は、動くことで鍛えられ、強くなります。逆に使わなければ衰えて弱くなるものです。胃腸の筋肉は、固形物を入れたときに消化吸収のために、勝手に動きます。毎日食べることで無意識に鍛えてきた胃腸の筋肉は、たった数日でも、食べずに動かさないとあっという間に衰えてしまうのです。

年とともに食事量が減って食べられなくなったり、便秘が起こりやすくなったりするのは、このような胃腸の筋力の衰えが原因の一つです。

つまり、**断食・ファスティングは、数日といえども胃腸の筋肉を怠けさせ、衰えさせるおそれがある**のです。食べないことは、体を甘やかすことになるからです。

そう考えると、断食やファスティングを安易に実施するのはちょっと考え直したほうがいいと思いませんか？

胃腸が疲れて不調になっている場合、食事を抜いたり極端に減らすのではなく、**消化の負担を軽くしつつ、胃腸の筋トレはしっかりとするような食事をする**ことをおすすめしています。

それが、私の提唱する**ご飯とみそ汁を中心にする食事**なのです。

「胃腸をいたわりつつ、甘やかさない」。これが、老化しにくい体をつくる基本だと考えています。

日本人は長年、お米中心で植物性食品主体の食生活をしてきたため、体の機能はその食生活に合う消化や吸収のメカニズムになりました。その結果、お米などの炭水化物を消化する酵素（アミラーゼ）の分泌が多く、脂質やたんぱく質を消化する酵素（リパーゼやプロテアーゼなど）の分泌が少ない傾向があります。

つまり、高脂肪食や動物性たんぱく質の消化が苦手です。そのような食事を続けていると消化の負担が大きいため、胃腸機能の低下、消化不良によるアレルギー症状や腸の問題、吸収率低下による栄養不足、腸内環境の悪化などの結果として、体調不良やさまざまな病気が急増しています。

健康の要である胃腸を活性化し、元気な体をつくるためには、特別なことは必要なく、体の機能に合ったものを普通に食べるだけでいいのです。

体の水分量

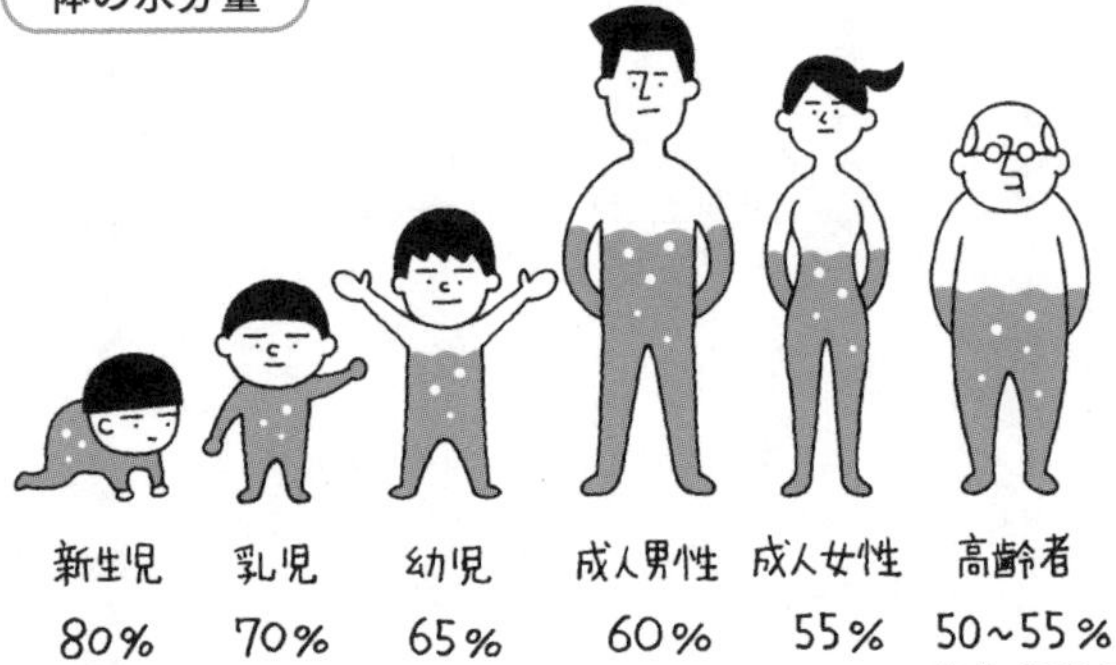

出典:環境省

筋肉率の目安

女性	
25.9%以下	低い
26.0~27.9%	標準
28.0~29.9%	やや高い
30.0%以上	高い

男性	
30.9%以下	低い
31.0~34.9%	標準
35.0~38.9%	やや高い
39.0%以上	高い

年代別平均筋肉率

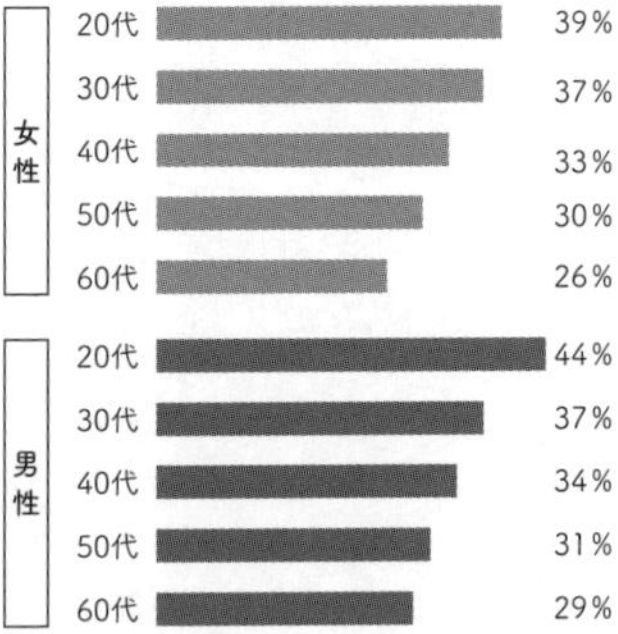

出典:日本肥満学会

筋肉量の計算

体脂肪量:体重×体脂肪率
除脂肪体重:体重－体脂肪量
筋肉量:除脂肪体重÷2
筋肉率:筋肉量÷体重×100

例えば
体重50kgで体脂肪率25%の場合…

体脂肪量:50kg×0.25=12.5kg
除脂肪体重:50kg－12.5kg=37.5kg
筋肉量:37.5kg÷2=18.8kg
筋肉率:18.8kg÷50kg×100=37.6%

※あくまでおおよその数字です

数日間の体重の増減に一喜一憂するのは意味がない！
むしろ、体重の減少は体の機能を下げているかも？

体重

＝

体の構成物

数日で体重に反映されるほどの量が増減することはない

骨　体内で1番重い

＋

筋肉　体内で2番目に重い

骨や筋肉が減るのは健康に大きなマイナス
体の機能低下、代謝が落ち、老後のリスク大

重たいものが減ったほうが、体重が減ったように見える

長期的には、ちゃんと食べていないと、ジワジワ減ってしまう
しかも、筋肉が減ると脂肪が増えやすい

＋

脂肪　体内で1番軽い

体の構成成分のうち減らしていいのは体脂肪だけ
でも、軽いので体重はあまり減らない

「やせた」というのは、体重を減らすことではなく、体脂肪を減らすこと

＋

水分　体内で1番多い

体内の水分はいろいろな形で存在する
- 細胞内の水分
- 細胞外の水分（むくみの原因）
- 血液、リンパ液、尿など
- 飲食として摂取する水分（胃腸内）

体内の水分量は、簡単に変動する

短期的な体重変動は水分の影響が大きい

＋

飲食物

食べてから、排泄するまで胃腸を通過する間体内にあるので体重が増えたように見える

この重さは、太ったうちに入らない

11

手軽で便利な流動食・液体食は、あくまで「非常食」にしておく

前項でご説明したように、胃腸は筋肉でできています。固形物を消化するために、筋肉を動かすことで胃腸は鍛えられ、それが胃腸の機能を保つうえでとても大切なのです。**流動食・液体食は胃腸をほとんど動かさないため、食事代わりとして好ましくありません。**

ところで、流動食・液体食とは具体的にどんなものがあるでしょう？

野菜ジュースやスムージー、プロテインドリンク、青汁、ヨーグルト、サプリメントドリンク（栄養ドリンク）などは、ほぼ液体です。おかゆやポタージュスープのようなものも含まれます。「食材の原形がほとんどないもの」と考えていいでしょう。

流動食・液体食の特長は、消化の作業をせずに吸収できるため、体内への吸収が早いことと、一気に流し込んで多くの栄養を摂取できることです。これは一見、メリットのように思えますが、長期的な観点からはデメリットともいえるのです。

その理由は小腸の構造にあります。引き伸ばすと6～7ｍもの長さがある小腸内の粘膜には、絨毛《じゅうもう》と呼ばれる細かいひだがたくさんあります。このひだは、その表面積を大きくすることで、効率良く栄養を吸収する働きがあります。

ところが、流動食・液体食のように簡単に栄養が吸収できるものばかり摂っていると、小腸では頑張って消化を促す必要がなくなるので、柔突起が縮んで小さくなってしまいます。柔突起が縮んで小さくなると、普通の食べ物からの吸収が、うまくできなくなってしまう可能性が高まるのです。

さらに、柔突起には免疫細胞や神経細胞が大量に集まっており、免疫力や脳機能、メンタルへ影響を及ぼすこともわかっています。

一見すると効率の良い栄養摂取が、かえって体の機能を落とすことになるかもしれないのです。

以上のように、流動食・液体食はそしゃくの必要がないので、あごの筋力低下、歯の衰え、唾液分泌量の減少を引き起こします。さらには脳機能の衰えにつながるなど、健康面へのデメリットが多く、日常の食事代わりにするべきではないといえます。

普段の食事は、固形物を中心にできるだけ自分の口でしっかりとそしゃくをして、胃腸の筋トレによって消化し、液体からの栄養摂取を減らすよう心がけてください。

流動食・液体食は、体調が悪くて食欲がないときや、忙しくて食事の時間がとれないときなどの非常食、という位置づけで考えましょう。

栄養素や食品成分の機能性ばかりがアピールされ、摂取すれば健康になるイメージがありますが、ただたくさん摂ればいいというものではありません。効率良く簡単に摂ろうとすればするほど、体の機能を衰えさせる可能性があるのです。

サプリメントなども同様です。効率良く栄養が摂れて便利なように感じますが、大量に栄養素が入ってきても消化活動が必要なく、吸収の努力をしなくなり怠けてしまいます。

摂り始めは栄養素が入ってくることで良くなったと感じることがありますが、続けていると逆に吸収する力が落ち、免疫力や脳機能にもマイナスとなる可能性がありまず。便利だからと言って頼りすぎないようにしましょう。

小腸の絨毛《じゅうもう》

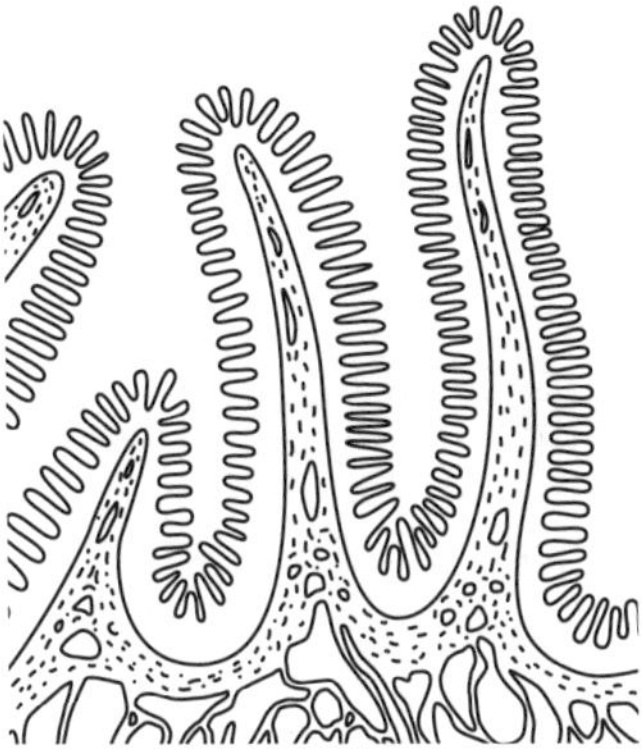

12

「わ〜、おいしそう！」と感じるだけで、太りにくい体に変わります

消化吸収の始まりはどこからだと思いますか？

「胃腸？」「そしゃく？」いいえ、もっと前からなのです。

答えは、**〝空腹を感じる〟ところから**です。

食事は食べ物が口に入る前から始まっています。

唐揚げでもケーキでも、食べたいものを**「イメージ」してみて**ください。口の中から、唾液が出てきませんか？

今日何を食べたいか**「想像して」**、料理をつくっているのを**「見て」**、ジューッと焼ける音を**「聞いて」**、いい匂いを**「嗅いで」**、**「おいしそうだなあとワクワクする」**。まだ食べてもいない、その瞬間から、あなたの口や胃腸から唾液や胃液などの消化液が分泌しだします！　**まだ食べ物が口に入っていないのに、胃腸がカロリーを燃焼させようとする〝やせスイッチ〟がONになるのです。**

やせた体を維持する一番簡単な方法は、こうして五感を働かせて**「思いっきり楽しく食べる！」**ことです！

高いお金を出して酵素サプリメントを買う必要は、一切ありません。自前の消化液と消化酵素で「燃焼効果」を高めるほうが断然効果的です。

食事のときは、「おいしいなあ」と口にしましょう。やせスイッチが入る合言葉です！

逆に、**やせスイッチが入らない食事は、やけ食いや、ながら食い、早食いです。**さらに、ふたを開ければすぐ食べられる、袋から出すだけ、そんな簡単な食事です。

「幸せを感じながら食べていない」「パソコンやスマホを扱いながら食べている」「寂しい失恋や仕事の失敗を忘れるために食べている」など、やせスイッチが入らない食べ方をしていると、胃腸の動きは劇的に鈍くなります。「太るかなあ」と罪悪感を持ちながら食べるのも同じです。

寂しい人は太りやすいといいますが、寂しい食べ方が太りやすいのです。

食欲を抑えるために、食欲を減退させる「青いメガネ」をかけましょうというダイエット方法を見たことがあります。

好物（例えば天ぷらやドーナツなど）の写真やイラストに青い色を塗って、好物＝まずそうという自己暗示をかけるテクニックも流行ったことがありますね。これを繰り返すと、「食欲＝抑えつけるべきこと」と感じるようになり、「おいしく感じる」力が弱まります。

おいしく感じないと、胃腸の動きが悪くなり、カロリーを燃焼する力がどんどん弱まります。**食欲を抑えるクセをつければつけるほど、逆に太りやすい体質になります。**食べ物を「おいしい!」と思えない、こういったダイエット法はおすすめできません。消化酵素が出にくく、やせにくい体質に根本から変えてしまうからです。

自分の食欲や、自分の体調に耳を傾けましょう。

「食べたいものを食べられて幸せ!」「おいしいなあ!」と感じる。するとカロリーを燃焼させる胃腸が動き出し、消化液が体内から溢れ出します!

心も体もリラックスすると胃腸の動きも活発になり、消化吸収力・排出力が上がるため太りにくくなります。

体って本当に面白くできていますよね。食欲を解放して、おいしく楽しく食べることがダイエットの近道。

毎日の食事をとことん楽しむことが、やせる王道です!

13

朝食抜き、夕食抜きで、老化して太る理由とは？

一日3食が健康的といわれていますが、それは胃腸を一日3回は動かしたほうがいいということです。

入院して寝たきりになると、たった1週間くらいでも足の筋肉はあっという間に細くなります。筋肉は使わないとすぐに衰え、老化します。胃腸も同じです。

胃腸の7割は筋肉でできていると書きましたが、忙しくて食事を抜いたり、ダイエットのために食事を抜くと、胃腸の筋力や消化能力がどんどん落ちて、太りやすくなります。胃腸を使わないと胃腸の筋肉が落ちて、老化しやすくなり、カロリー燃焼量も落ちますので、どんどん太りやすくなるという悪循環です。

食事をすると体がぽかぽかと温かくなりますよね。**「食事誘発性熱産生」といって、胃腸の筋肉が動き、体内でエネルギーを燃焼させている証拠です。運動して、カロリーを燃焼させるのと同じ状態です。**「食べる＝太る」ではなく、「胃腸を動かして食べたものを燃焼させる」ことです。つまり、食事は運動（体内エクササイズ）なのです。

一日3食きっちり食べて胃腸の筋肉を使って初めて、しっかりカロリーを燃焼させるサイクルが生まれます。

一日3食食べて、太らない人

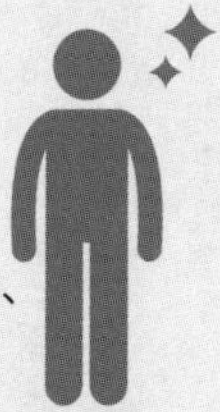

08:00 **朝食**
お茶碗1杯のご飯、豆腐と野菜のみそ汁、
卵、漬物

12:00 **ランチ@定食屋**
お茶碗大盛り1杯のご飯、わかめのみそ汁、
豚肉生姜焼き、千切りキャベツ、漬物

16:00 **おやつ**
ダイエット中だったら、
ミニおにぎりやゆで卵、ナッツ

20:00 **夕飯@焼き鳥屋**
鳥と野菜串焼き5本、
枝豆、ビール2杯
お茶碗1杯のご飯、もやしのみそ汁

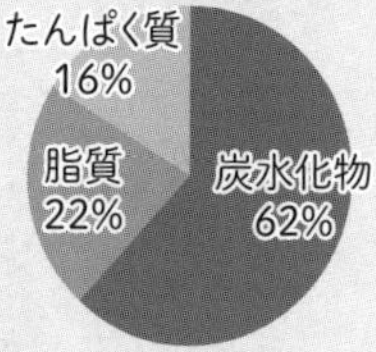

3食合計 2163キロカロリー

カロリーは摂っていても、毎食お米をしっかり食べているから、ほぼ炭水化物60%、たんぱく質15%、脂質20〜25%の、カロリーを燃焼させやすいバランスを保つ、太らない食べ方です。

Point!

昼食後、8時間以上たってから夕食を食べる場合は、空腹を感じたときにおやつを食べてもOK！ガマンしすぎず間食したほうが、血糖値の急上昇を抑えられ、夕食の吸収率を抑えられるからです。

一日2食で太っていく人

08:00　**朝食抜きか、コーヒーとパンのみ**

12:00　**ランチ@蕎麦屋**
天ぷら蕎麦

22:30　**夕飯@焼き鳥屋**
つまみは右の太らない人と同じで、ご飯とみそ汁はなし

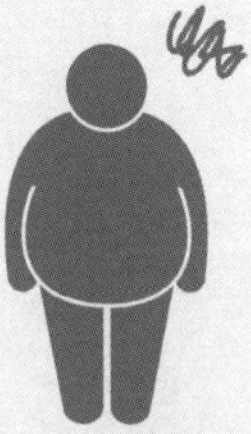

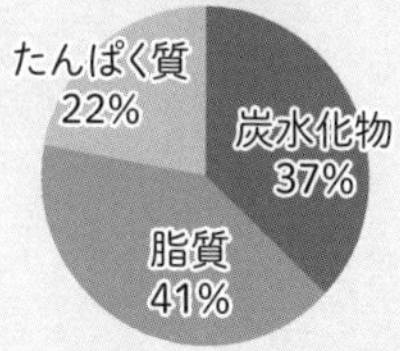

3食合計　936キロカロリー

カロリーは抑えているけど、お米が少なく、おかずが多すぎて、たんぱく質や脂質の割合が大きい（=カロリーを燃焼しにくい）ので、太りやすい食べ方です。

14

夜、食事を抜いたほうがやせる？

一般的に、夜は太りやすいから控えめにし、特に遅い時間は食べないほうが良いといわれます。

夜は寝ているだけで体を動かさないので、エネルギーを消費しないと思われがちですが、実際には私たちは寝ている間も想像以上にエネルギーを消費しています。

そもそも、一日のエネルギー消費のうち約7割は基礎代謝が占めています。基礎代謝とは、何もしていない安静時に消費するエネルギーのことで、体温の維持や心臓や脳などの臓器を動かすといった、生命を維持するために使われています。体を動かしたりして消費するエネルギーは、実は2割程度とあまり影響が大きくないのです。

基礎代謝を高く保つためには、定期的に燃料を補給して、常にエネルギー消費できる状態をつくることが必要です。

燃料が切れてエネルギー不足が起こると、体は省エネモードに切りかわり、なるべくエネルギー消費をしない状態になるため、基礎代謝が下がります。お腹が空くと体温が下がって寒く感じたりするのは、この理由からです。

「夜、食べると太るから」と空腹のまま寝てしまうと、寝ている間のエネルギー消費

量が落ちます。すなわち、「消費が少ない＝太りやすい」ということなのです。

夜の食事は、寝る3時間くらい前には食べ終わっているのが理想ですが、**たとえ遅い時間になったとしても、食べること**をおすすめしています。

食事のあと寝るまでの時間が短い場合、食べたものが胃に入ったまま寝ることになります。そんなときは何を食べるかが大切です。

消化に時間がかかる油っぽいものや動物性たんぱく質が多いものは胃に負担が大きく、消化不良や胃もたれなど胃の不調につながります。このような胃の不調・消化力の低下も太りやすくなる一因です。

では、何を食べたら良いでしょう？

それは、**ご飯とみそ汁**です。

寝るまでの時間が短いほどおかずを控えましょう。

夜にご飯は太ると思い、控えている人は多いのではないでしょうか。しかし実際には、**ご飯は消化されやすく胃腸への負担が少ないうえ、エネルギーに変わりやすく、**

寝る前の食材としても適しているのです。

寝る前と起床時の体重を比較すると、起床時の体重が減っているものですが、これは寝ているだけでエネルギー消費をしている、という証拠ですね。この体重減少は、夜ご飯を抜くと小さく、ご飯を食べたときは明らかに大きくなります。つまり、「夜も、ご飯を食べたほうがやせやすい」ということです。

さらに、金沢医科大学の米山智子氏らの研究グループの調査（2014年）では、夜のご飯食はめん類よりも睡眠の質を高めるという効果も明らかになっています。

お米には、「トリプトファン」というアミノ酸が多く含まれています。脳機能やメンタルを安定させる幸せホルモン「セロトニン」や睡眠ホルモン「メラトニン」はトリプトファンから体内でつくられるため、睡眠の質には栄養も関わりがあるのです。

トリプトファンは肉などのたんぱく質にも含まれますが、糖質（炭水化物）がないとうまく働かないため、お米は睡眠を助ける食材といえます。

15

朝、食事を抜いたほうがやせる？

1 代謝が下がり、太りやすくなる

体温は寝ている間に下がるので、朝の体温は低くなっています。目覚めて活動し始めると上がり、さらに朝食を食べると一気に上昇します。

体温が上がればエネルギー消費量が増えるのですが、朝食を抜くと、この代謝を妨げてしまうため、一日のエネルギー消費量が少なくなり、太りやすくなるのです。

食事内容（ご飯食と高脂肪食）とエネルギー消費量の関係を調べた実験があります（89ページのグラフ）。朝食後のエネルギー消費量を比較すると、朝食を抜いた場合に対して、朝食を食べた場合は明らかに消費量が増えています。

さらに、高脂肪食より、ご飯食の方が消費量が多い傾向にあり、朝食、昼食ともにご飯食を食べたときが最もエネルギー消費量が高くなっています。つまり、何を食べるかも重要であるということです。

2 睡眠の質が悪くなる

朝食は、体内リズム（体内時計）の調整に大事な働きをしており、自律神経やホルモンバランスに影響することがわかっています。

人を眠りに導く「睡眠ホルモン」といわれるメラトニンは、朝食の14～16時間後に増えます。このタイミングで就寝すれば、熟睡しやすいでしょう。このように、朝食と睡眠には密接な関係があるのです。

また、朝食を摂って午前中から体温を上昇させると、一日の体温のピークは夕方くらいになり、夜に向けて体温が下がることで入眠しやすくなります。

3 血糖値が上がりやすくなる

朝食が、次に摂る昼や夜の食事後の血糖値にも影響を及ぼす現象を「セカンドミール効果」と呼びます。朝食を抜くと昼食や夕食の後の血糖値がとても上がりやすくなります。さらに、朝食に何を食べるかによっても、血糖値の上がり方は変わります。

食事によって変化するエネルギー消費量

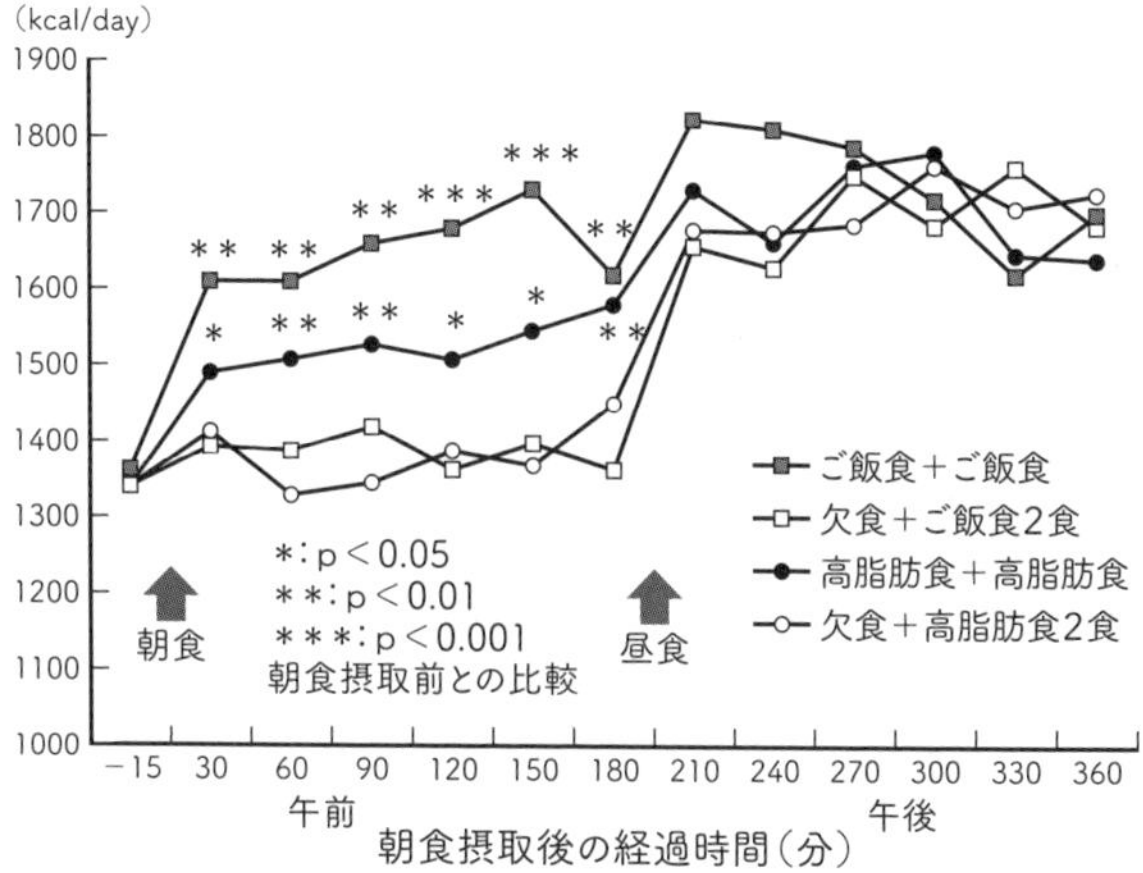

＊pとは、データの統計学的比較検定
出典:森谷敏夫(京都大学名誉教授)の研究

次の食事のとき血糖値を上げないためには、ご飯とみそ汁の朝食を摂るのが良いでしょう。また、食物繊維の摂取量も血糖値に影響することがわかっていますので、白米ではなく雑穀ご飯にしたり、みそ汁に野菜やきのこなどの具をたくさん入れると、食物繊維が一気に増え、さらに効果的です。

また、「午前中は排泄の時間なので食べないほうがいい」という意見もよく耳にします。特に、胃腸機能が弱っていると、朝は食欲がなく、食べると体が重かったり、眠さやだるさなどの不調につながることもあるため、「食べないほうが体は楽になる」と感じる傾向があります。そのため朝食抜きの提案のほうが、受け入れられやすいのかもしれません。

体の機能面から考えると、基本的には朝食を摂ることを提案していますが、体が受け入れられる状態になっていないのに、無理に食べるのは逆効果でもあります。まずは、**「目覚めたらお腹が空いている」状態をつくること**が第一歩です。そのためには多くの場合、夜の食事を見直すことで改善できます。夜がおかず中心だったり、パンやめん類が多かったりすると、胃腸機能に負担がかかり、朝の胃もたれにつながります。

夜はご飯とみそ汁中心でおかず少なめ、というシンプルな食事にしてみてください。特に、ゆっくりよくかんで食べる意識が大事です。1週間くらい続けると、目覚めに変化が現れるはずです。すっきりと目覚めが良くなり、起きたときに胃が軽く、体も軽く感じます。お腹が空いて目が覚める、という健康で元気な状態を目指しましょう！

朝食を摂っていないと睡眠中の体温も下がる傾向にあります。一日を通じて体温が低くなる、つまり、エネルギー消費量は大きく下がってしまいます。

日中の体温

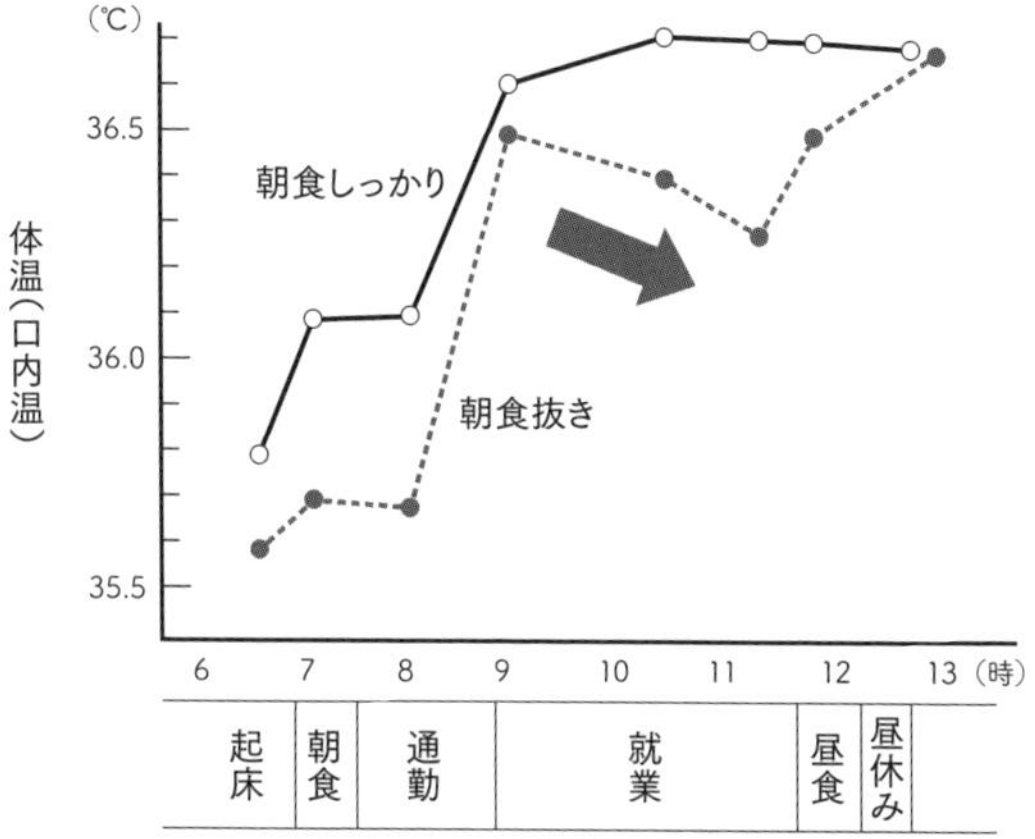

睡眠中の体温

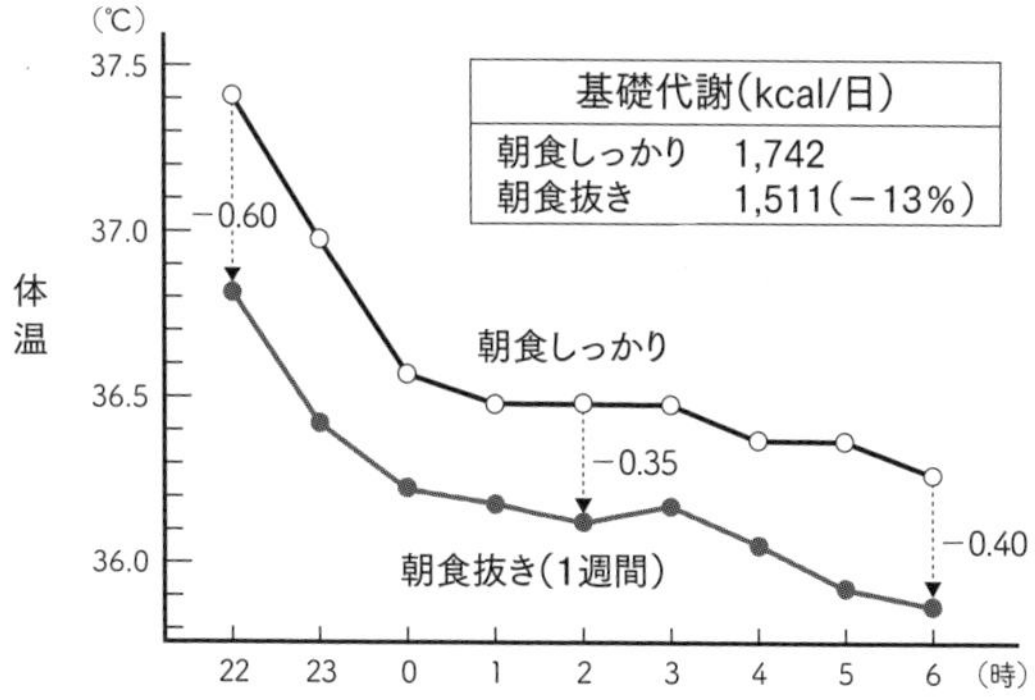

出典:『実践的スポーツ栄養学』(鈴木正成著)

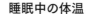

16

23時〜2時の間に眠っている人は、若返りながらやせやすい

睡眠をきちんと取ることは、とても手軽なダイエット法です。

逆をいえば、睡眠不足はとても太りやすいということです。

ところが、10時間以上の長すぎる睡眠も自律神経を不安定にして太りやすいので、寝すぎにも注意です。

入眠後3時間くらいの間に、全身の新陳代謝を促す成長ホルモンが多く出るので、この時間に熟睡できているかが睡眠の質を左右します。

よく寝ると体の疲れが取れるように、よく寝ると胃腸やホルモンの働きも良くなり、消化液がよく分泌されるので、やせやすくなります。

成長ホルモンの働きで、よく寝ると脂肪が燃えやすくなるだけではなく、食欲が抑えられるのです。

また、夜きちんと寝ると自律神経のバランスが整い、日中に摂った食事を効率的に燃やしてくれます。

まずは朝、目覚めるとともに朝日を浴びましょう。体内時計が整い、自律神経が整います。あわせて夜の睡眠の質も良くなる、という好循環が生まれますよ！

17

よく笑い、よく話す人はやせやすい

たくさんの方をサポートしてきて感じるのは、ダイエットは「気持ちが大事」ということです。前向きで明るい人は、結果が早く出やすいのです。

よく笑うと、内臓の働きが高まります。全身を動かすと血行が良くなり、酸素が行きわたり、ホルモンや酵素の働きも抜群に良くなります。人間の体は一枚皮なので、口が動いたり、足が動いたりすると内臓も動きます。特に、大笑いすると、快感物質であるβエンドルフィンというホルモンが出て、リラックスして、やせるホルモンのバランスが良くなるといわれています。食事は好きな人と楽しむと、やせやすいのです。

意識や言葉は、ダイエットに大きな影響を与えています。ネガティブな言葉は、代謝も含めてネガティブな流れをつくります。「太りそう」というと、本当に太りやすくなってしまうのです。

口角を上げるだけで脳は「笑った！」と錯覚して、ストレスホルモンが減るという実験結果もありますので、朝、鏡を見たら笑顔をつくってみたり、日中お手洗いで鏡を見たら笑顔をつくってみたりしてもいいでしょう。そのくらい人間は単純なのです。

笑顔とポジティブな言葉「おいしい！」を口癖にすると、自然とやせていきますよ。

18

「ウエスト58センチ」のメリハリボディは、夜、大きな鏡でつくられる

なんといっても一番重要なのは「やせた後の自分」です！

やせた後の自分がはっきりイメージできる人ほど、結果が早く出ます。具体的なほど、いいですね。「やせて、顔が若返って最高！　肌がキレイですねと言われて、うれしい！」「仕事ができそうだね、と言われて、思わず笑顔で返してしまった」など、やせた後の自分を思いつくままにイメージしてみてください。

ダイエットはつらいことではなく、楽しいことです。**自分の容姿が変わると、気持ちも行動も変わり、恋愛や結婚、仕事だって大逆転が可能です。**どんどんやせて変わっていく自分が面白くないはずがありません！　ダイエットはセクシーで引き締まった体に変わる、人生への投資です。より魅力的な自分になるために一歩一歩階段を上がっていく自分を感じると楽しくなるはずです。でも、残念なことに自分自身の変化に鈍感な人が多いんです。せっかく変わっているのに気づかないのはもったいない。

お風呂に入るとき、鏡で全身を見ながら、自分が目標に少しずつ近づいていることを感じましょう。体重より、肌や髪のつや、お腹まわり、メンタルなど、数字に表れないところに注目。そして、目標に向けて頑張っている自分をほめてあげましょう。

第3章

この食べ物で、お腹からやせていきます！

……人生の「毒」になる食べ物
スーパー、お店の裏側

19

ダイエット・サプリは効きません！やせる詐欺薬に注意してください

サプリメント開発をしていた頃、私は「何も栄養が入っていないサプリメント（偽薬）」と「有効成分が入っているサプリメント」のモニター比較をよく行いました。

有効成分が入っていないことは被験者には知らせないのですが、偽薬を飲んでいる人のうち、3割くらいの人には効果が現れることがあります。

これはプラシーボ効果といい、人間の意識や思い込みは体まで変えてしまうほどの力があるために起こる現象です。昔から「鰯《いわし》の頭も信心から」なんて言いますよね。サプリメントはその点で効果があるといえますが、ダイエットをうたったもので健康的で効果があるものは、残念ながらほとんどありません。

特に、**食べた後に飲めば「炭水化物をカット！」「摂ったカロリーをなかったことにする！」「脂質だけを包み込んで排出する！」という吸収阻害のダイエット・サプリは健康被害も多い**ので注意してください。

代謝が悪くなって太りやすい体質になったり、必要な栄養を吸収できなくて栄養欠乏症を引き起こすこともあります。サプリメントの成分によっては肝臓に負担がかかるものもあり、病気になることも。長く飲み続けるのは、おすすめできません。

20

ゼロカロリー食品で「冷えたデブ」に。人工甘味料で「甘いもの依存症」に?

ゼロカロリーやカロリーオフの食品や飲料、お菓子は世の中に溢れています。「カロリーがないから健康的」「ゼロだから安心！」と、盛んにPRされていますが、ちょっと待ってください！　**ダイエットのために選択しているゼロカロリーの人工甘味料は、砂糖よりもダイエットの敵になる可能性が高いのです。**

人工甘味料の多くにはエネルギーがありません。ゼリー飲料などはゼロカロリー食品が多く、その名の通り熱量がない食品なので、体を燃焼させないどころか、逆に冷やす作用があり、冷え体質をつくります。

また、人工甘味料には甘さを感じる体内のセンサーをごまかす作用があります。脳は甘さを感じるのに必要な糖分が満たされないことで、脳と体にズレが生じ、**甘いものへの依存心や中毒性が高まり、甘いもの依存症になりがち**といわれています。**人工甘味料の摂取が多い人のほうが肥満度が高い**という統計もあります。

また、甘いものに鈍感になる味覚障害を起こしがちなので、摂り続けるともっと甘いものが欲しくなります。つまり、**ダイエットのために人工甘味料を選んだほうが、太りやすい体質をつくってしまう**のです。人工甘味料はできるだけ避けましょう。

21

良質な「油」と「お米」で うるうる美肌に！ 女性ホルモンも整います！

油はダイエットの敵だと思われがちですが、大きな誤解です！「質」が悪い油はダイエットにも健康にも敵ですが、「質」のいい油は大きな味方です。

外食も加工食品も値段を落とすために、どうしても安い人工的な加工油脂を使いがちです。人工的な加工油脂はマーガリンやショートニング、コレステロール値を上げにくいとうたわれている健康油にも入っていて、細胞の質を悪くし、代謝を下げます。

こういった質の悪い油を摂り続けると、脂肪が燃焼しづらい体質になりがちです。

ダイエットをする人に選んでほしいのが、体の代謝を上げる良質な油（エクストラバージンオリーブオイルや圧搾したごま油など）です。私はお米を炊くときに小さじ1杯の油を入れます。便秘改善には適度な油が必要ですし、潤ったハリのある美肌にも油は欠かせません。油がホルモンをつくるため、良質な油は女性ホルモンの質も高めてくれます。

あまり知られていませんが、**もちもち肌のためには、パンよりお米がおすすめ。小麦は乾燥地帯の食物なので乾燥肌をつくりやすく、お米は湿度の高い地域の食物なので肌の水分量を上げる特徴があります。**もちもち肌には、「良質な油とお米」が一番！

22

家でつくるサラダなら、ヘルシーです

野菜は食べ方によって、やせるどころか太りやすくなるので、注意してください。

外食のサラダやスーパーのカット野菜は切ってから時間が経っていて、切り口から、脂肪を燃焼・排出するビタミンやミネラル、食物繊維といった栄養素が流出してしまっています。また、**市販の生野菜サラダは、ドレッシングの油の量が増えて、常食にしていると太りがちになるので、できるだけ自宅で脂肪燃焼効果がしっかりある栄養たっぷりのつくりたてサラダを食べましょう。**

自分でつくれば、油の種類や質も選べます。オリーブオイル、塩、こしょう、ビネガー（レモンなど柑橘類を搾ってもおいしい）を野菜に直接かけるだけでOK。シンプルに野菜の味を感じて食べてみてください。

ただ、生野菜ばかりを大量に食べると体を冷やしやすく、野菜の種類も偏るので加熱する食べ方も大切です。**一番のおすすめは、みそ汁に旬の野菜をたっぷりと入れて食べることです。**みそは体を温めてくれて、野菜の栄養とあわせて代謝UPが狙えます。

野菜は大切ですが、代謝を上げるには炭水化物やたんぱく質が必要なので、野菜ばかりの食事ではやせられません。あくまで野菜は食事の脇役と覚えておいてください。

23

胃薬を飲むより、お米とレモンで、胃腸力を上げましょう

日本人は、胃薬好きです。胃の調子が悪いと胃酸過多だと思って、胃薬を飲む方が多いですが、**日本人には胃酸が少ない人がとても多く、約7～8割の人が胃酸不足ともいわれています。**だから、胃酸を抑える胃腸薬（H2ブロッカーなど）は特に注意が必要です。胃酸が少なくて消化・排出力が落ちているのに、これ以上胃酸を抑えたら、胃痛が悪化します。胃痛はストレスが原因で引き起こされることが多いですが、胃痛の人が増えた大きな理由は、日本人の食生活がおかず中心に変わったことです。

もともとお米を主体とした食事は胃の負担が少なく、日本人の体質は、油や動物性たんぱく質、味の濃いものなど胃に負担のかかるものが苦手なのです。**おかずが多すぎる食事が続くと、胃酸が足りず、消化が悪くなります。**胃腸力が落ちると、代謝が悪くなり、太りやすくなります。起床時に食欲がない方は、夜の食事がおかず中心の人が多いので、おかずを減らしてご飯を増やしましょう。健康・整腸作用があるお米や雑穀などの穀物をしっかり食べると胃腸力が上がるからです。また、**お酢や、レモンなどの柑橘類や、梅干しなどの酸味は胃酸の代わりになり、消化を助けます。**胃痛の方は薬より、積極的にお米とレモンを活用してみてください。

24

便秘は
ヨーグルトでは治りません

便秘改善に効くといわれている乳酸菌やヨーグルトですが、ヨーグルトを日常的に食べる人がこんなに増えているのに、便秘で悩む人は年々増加しています。

排便のために大事なのは食物繊維ですが、乳製品には入っていません。乳酸菌も全く効果がないわけではないのですが、乳酸菌だけでは便秘は解消しづらく、食物繊維を摂ると、腸内細菌が活発になり便秘や肌荒れが解消します。

便秘を解消したい人にはヨーグルトよりもみそやぬか漬、そして、食物繊維を豊富に含み、よくかんで胃腸を動かす力が強いお米、特に雑穀米がおすすめなのです。

お米には食物繊維以外に、食物繊維と似た作用のあるレジスタントスターチも豊富に含まれているので、便秘改善力が非常に高いのです。さらに雑穀の食物繊維は野菜よりも強力で、効果的です。よくかんで食べると胃腸がしっかり動くので、より効果を期待できます。便秘は肌荒れだけでなく、全身の疲れや大腸がんなどあらゆる病気のリスクになることもあるので、早めに治しておくのが肝心です。

便秘を解消する食物繊維を含んだ雑穀米をたっぷり入れて、毎食しっかりと食べると、たいていの人は、早くて3日、長くても10日で便秘体質が変わります。

25

健康重視のお弁当が、太った人をつくる悲劇

厚生労働省が掲げた「一日30品目食べて健康になろう」を合言葉に、おかずの品数が多いほどバランスがいいというイメージが定着していますが、おかずの品数が増えると肥満になりやすい傾向があるため、2000年からは、厚生労働省の指針から削除されています。テレビや雑誌では日々、「納豆が脳の血流を良くする」「トマトがダイエットに効く」「乳酸菌が免疫力を上げる」などと伝えているので、あれもこれも取り入れたくなります。でも、**おかず（食材）を増やすと、どうしてもたんぱく質や脂質やカロリーが増えて、「炭水化物60％以上、たんぱく質15％、脂質20～25％」というカロリーを燃焼しやすいバランスから、たんぱく質と脂質がはみだしてしまい、太りやすい体質をつくります。**

ダイエットを始めると主食のお米を減らす人が多いのですが、脂肪を燃やしてくれる良質な炭水化物を減らすと太りやすくなるのです。幕の内弁当や豪華な外食など、おかず中心の食事やめん類が増えると太りやすくなるのは、お米が少ないからです。「お米6割・おかず4割」が最もやせやすい栄養バランスです。体にいい食材を取り入れるのでしたら、**「おかず4割」からはみでない量**を考えて、取り入れましょう。

26

流通の裏側を知っているからわかる、食べてもいい食品の選び方

私は加工食品の生産現場から流通、飲食店の裏側まで見てきました。その視点からスーパーで食品を購入するときのポイントをまとめました。

1　健康食品にお金を出すよりは、よく食べる日常食にお金をかけましょう

お米、みそ汁、卵、豆腐など日常的に多く摂取する食材は特に「質」にこだわりましょう。例えば、お米や雑穀は鮮度を見ます。発酵食品は、自然の麹や酵母を使っているか、卵やお肉など動物性食品は、良い環境で自然な餌を食べていたかなどです。

2　工場で加工されたものを減らしましょう

工場で大量に加工し、流通、陳列される食品は、効率化とコストダウン、流通のためにさまざまな添加物を使います。添加物には、ビタミンやミネラルといった代謝を助ける栄養の吸収を阻害するものもあるので、できるだけ避けましょう。加工食品のめんやパンに対して、お米は無添加の自然食品なのでおすすめです。

3　旬と鮮度にこだわりましょう

野菜は収穫してから時間がたつほど、ダイエット効果の高いビタミンが減ります。できるだけ新鮮で、栄養価の高い旬の野菜を選びましょう。

27

生姜紅茶もいいけど、冷え性改善には断然「ご飯」！

冷えはダイエットの大敵なので「体を温める」食生活を心がけましょう。

体を温める食材として生姜が有名ですが、生姜は燃料にはならないので、体を温める効果としては一時的なことが多いのです。生姜紅茶を飲むとそのときだけは体がポカポカしますが、すぐに冷えてしまうことがあります。そもそも燃料がなければ体温を上げられないので、お米を主食とした食事のように体温が上がる体質に変わることはありません。


冷え性を根本的に治すには、燃料となるカロリーをきちんと摂り、胃腸を動かして体内を運動させて体温を上げる食品を取り入れましょう。


冷え性は特に食べ物の影響が大きく、食べ物を変えると体温も変化します。

胃腸を動かし、体温を上げてくれる食品はお米です。体温が上がると、免疫力が向上し、血流も良くなるので、顔の血色が良くなり、肌ツヤも増します。

私自身、20代の頃はパンやパスタなど小麦中心の食生活で、低体温&ひどい乾燥肌でしたが、お米、雑穀中心に変えて、冷えと乾燥が全くなくなり冬でもコートと保湿パックがいらないほどになりました。お米の冷え性改善効果は強力です！

28

腹八分目では太ります！

「満足いくまで食べる」とやせます。

腹八分目がダイエットや健康にいいからといって、「もう少し食べたいけれど、やせたいから、ガマン」とか「物足りないけどガマン」と常に「ちょっとガマン」しているとストレスがたまります。すぐに小腹が空いて何かをつまみたくなります。つい余計な間食をするよりは、ご飯をしっかりと食べたほうがやせられます。

「やせるためには、どのくらいまで食べていいですか?」とよく聞かれますが、食べる量は自分にしかわからないのです。**「物足りないくらいがちょうどいい」という八分目ではなく、食後に「あー、おいしかった! 幸せ☆」と満足を感じるぐらいが、やせる食べ方の目安です。**「あ〜苦しい。マンプクだー」は食べすぎです。

自分の体の声にしっかりと耳を傾けて「胃腸の調子が悪い」「あまり食欲がない」と思ったら軽めにし、食欲があり、お腹が空いたときはしっかり食べましょう。

胃腸がもたれて動きが悪いときは太りやすく、胃腸が元気でぐいぐい動いているときはたくさん食べても太りにくいのです。活動量によってもお腹のすき具合は変わります。自分の体の声に従うと、ダイエットにちょうどいい量を食べることができます。

29

炭水化物抜きダイエット&糖質制限ダイエットで小太りデビュー?

炭水化物抜きや糖質制限ダイエットを始めると短期間で体重が減ることがありますが、全身の筋肉や代謝が落ちるので、顔の筋肉も落ち、肌ツヤが悪く、老けた印象になります。**「食べないダイエット」は筋肉から落とし、胃腸の消化・排出機能をいちじるしく低下させるので、長期的にも太りやすい体質になる、不健康なダイエットの典型です。**

筋肉は熱を生み出す大切な場所。筋肉が減ると熱を生みにくくなって体が冷え、代謝が下がります。食べないダイエットは太りやすい体質をつくるリスクだらけです。炭水化物抜きや糖質制限をしたために、ダイエット前よりも小太りになってしまった人が増えているのは、胃腸力が弱り、筋肉がやせ細ったせいです。長期的に健康的にやせたいのだったら、「食べるダイエット」を始めましょう。

糖質制限ダイエットをしていた人が、このお米や雑穀を中心とした食べるダイエットを始めると一時的に血糖値が上がりますが、健康な人なら2週間続けると、体は適応力を発揮し、血糖値も安定し始めます。

ただし、糖尿病の治療中の方は、かかりつけのお医者様にご相談ください。

30

結局、「糖質制限」は体にいい？　悪い？

近年、糖質制限や低糖質の危険性について、世界中から研究報告がされています。

アメリカのシモンズ大学で栄養学を専門とするテレサ・ファン教授の研究チームは、13万人の食生活と健康状態について、20年以上にわたり追跡したデータを解析しました。

すると、食事の内容が標準的な糖質量の人（総カロリーの60％）と低糖質量の人（総カロリーの35％）を比較した結果、**低糖質量の人の死亡率が1・3倍以上に高まっていました。**特に、心臓病やがんによる高い死亡率が確認されたということです（次ページグラフ）。

もともと糖質制限は、1900年代後半にアメリカの医師で心臓病の専門医だったロバート・アトキンス博士が提唱し、「アトキンス・ダイエット」として大流行しました。それまでのダイエットの常識だった、「低脂肪・高炭水化物」ではなく、「高脂肪・低炭水化物」を提唱する内容だったため、高脂肪＝お肉を食べてもよい、と受け止められたのです。

しかし、2004年に炭水化物が少ないことによる副作用が見られるようになり、

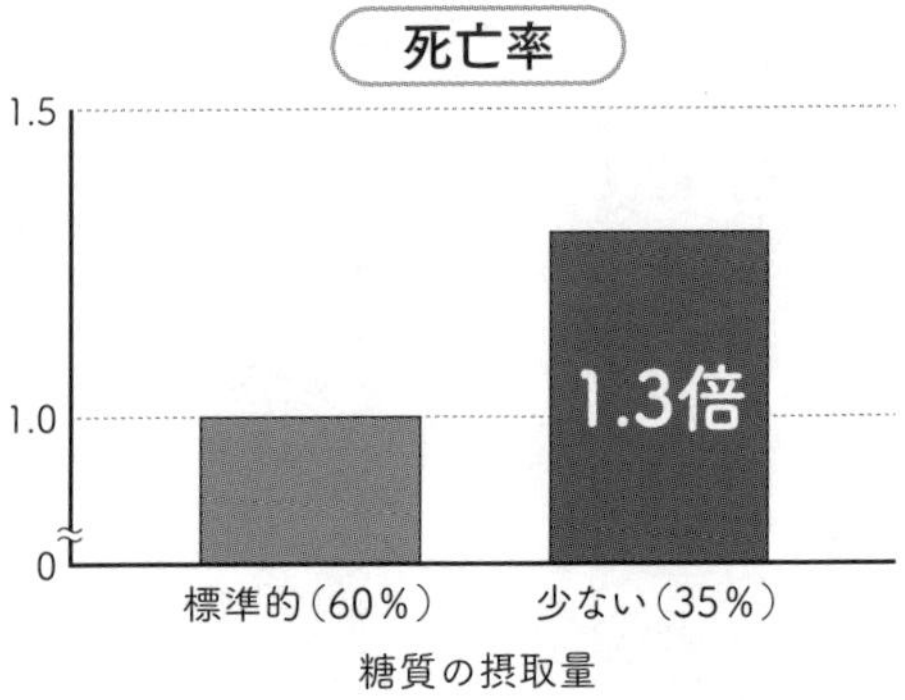

出典:テレサ・ファン教授の研究より作成

心筋梗塞が増加するなど、長期的な安全性が保障できないとの研究報告がされました。

さらに、2007年には世界保健機関が「たんぱく質の多い食事は腎臓疾患や糖尿病性腎不全を悪化させる」と発表しました。これにより、アトキンス・ダイエットは一気に下火になったといわれています。

やっぱり、良質な炭水化物であるご飯をしっかり食べることが大事なのですね。

第4章

「やせる」食べ物＝「強い心と体」をつくる食べ物

……砂糖はヒステリックな人をつくり、お米は穏やかな人をつくります

31

食べ物は、
体重から体型、
性格や人生まで
変える力があります！

ここまで、「お腹からやせる食べ方」を紹介してきました。

あなたが取り入れやすい方法から、ぜひ実践して、体の中から元気になり、やせる喜びを実感していただけたらと思います。

「お腹からやせる食べ方」を実践すると、細胞の質から変わるので、肌荒れや心の不調まで改善すると書きましたが、実は、**食べ物ひとつで人生そのものまで変えてしまうことができます。**もし、あなたが、今日から食べるものを変えると、体の内側から細胞レベルで「あなた」は変わります。

味が濃く血糖値を急上昇させる食品を好む人は太りやすく、メンタルが不安定になる傾向があります。

ファストフード&コンビニ食の生活を送っている人は、質の悪い炭水化物や、たんぱく質、ビタミン、ミネラル不足と添加物や化学調味料の摂取で代謝が鈍くなり、顔色が悪く、疲れやすくなります。

早食いでよくかまない人は胃腸の働きが悪く、下腹がぽっこり出ています。甘いものが大好きな人は、気持ちが沈んだりイライラする傾向があります。

体質は、10人いたら10人違いますが、5万人の食生活と生き方を聞いていると、「メニューの選び方」ひとつで、体型や仕事ぶり、性格が変わってくると実感します。

ここまでに例にあげた方たちは、皆、本書で紹介している食べ方（心と体の声に耳を傾けて食事を選ぶ、カロリーを燃焼させるためによくかむ）や食事内容（主食をきちんと食べる、炭水化物・たんぱく質・脂質のバランスを考える）などを実践して、理想的な生活や性格に変わっていくことができました。

食事を改善すると、体の変化より気持ちの変化が早く現れることがよくあります。

食事は「見かけ」だけでなく「性格」「思考回路」「行動」などを大きく変える力があります。食べ方や食事内容を工夫するとダイエットが成功するばかりか、人生まで変わっていくから、食は面白いのです。

細胞は常に生まれ変わっています。

何十兆個もの細胞でできている人間の体は、約6年周期で変わるといわれています（諸説あり）。物質の視点からは、あなた自身は6年で全く別人に変わるのです。

細胞はいっぺんに変わるのではなく、少しずつジワジワと変わっていき、全体が変わる目安が6年です。肌も、神経伝達物質も、6年後には生まれ変わらせることも可能だと思ってください。

心にも代謝があり、お米を食べている人は穏やかな性格になり、甘いものが好きな人はイライラしがちというのは、食べ物があなたの細胞をつくっているからです。食べ物の好みと性格は、栄養学的に一つひとつ説明ができます。

「君がどんなものを食べているか言ってみてください。君が、どんな人か当ててみせましょう」と言ったのは、フランスの食通ブリア＝サヴァランですが、食べ物の好みと性格は、深い関係があることがわかっています。

食事を変えて、性格の変化を感じるには1週間で十分です。さて、具体的に何をどう食べると、強いメンタルをつくれるかに話を進めましょう。

細胞の生まれ変わる周期

口の中の細胞	約2日
白血球	約5日
胃・腸	約5日
心臓	約22日
肌	約28日
肝臓	約60日
筋肉	約60日
骨	約90日

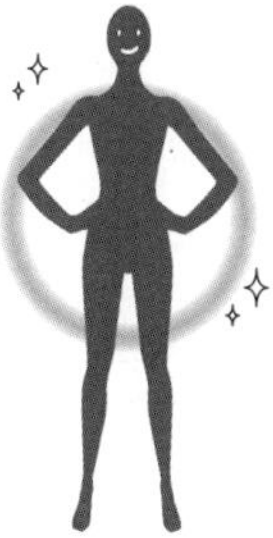

32

お米を食べると情緒が安定し、肉を食べるとアグレッシブになります

あなたが食べたものが、あなたの心までもつくっています。

例えば、お米を食べると情緒が安定し踏ん張りがきくようになり、お米を食べずに肉ばかり食べるとアグレッシブ（攻撃的）になる傾向があります。

お米を食べると、セロトニンという精神的な安定を促す神経伝達物質が分泌されるからです。お米をきちんとかんで食べると、血糖値はゆるやかに上がり、その後ゆるやかに下がるので、体温もメンタルもゆったりと動き、安定した気持ちと持続する集中力、精神力をつくってくれます。

タフな毎日を送る方には、ぜひともお米を主食にすることをおすすめします。特にビタミンやミネラルが豊富な雑穀ご飯を主食にしたら、心も体もタフになります。朝食だけ雑穀ご飯にしたり、ランチにおにぎりで持っていくのもおすすめです。

お米がいいといっても、お昼に丼物をかまずに食べるときちんと消化吸収できず、排出力も、代謝力も落ちてしまいます。早食いすると、血糖値は急上昇&急降下し、体脂肪も増えます。早食いは控えましょう。血糖値が急上昇すると眠くなるので、午後の会議で眠くなる人は、ランチをゆっくりかんで食べると、眠気を抑えられます。

忙しい毎日をのりきるために、おかずに適度にお肉を食べることもおすすめします。

肉を食べない菜食主義者もいますが、あまりにも徹底して菜食を貫く生活を続けると、新陳代謝が悪くなり、肉体的にも精神的にももろくなります。元気をつくるドーパミンやノルアドレナリンといった神経伝達物質が作用するには、動物性のたんぱく質が効果的なのです。菜食主義者は、たんぱく質不足で肌の血行が悪く乾燥しがちで、髪も潤いがなくなる傾向があるので、見た目を美しくするためにもお肉は効果的です。

主食のお米とみそ汁を基本に、魚や肉、卵や豆腐といったたんぱく質をきちんと食べることで、細胞は代謝していきます。代謝が落ちれば、体は古い細胞のままですし、心も元気になりません。

やせる食べ方は、強い心もつくってくれます。

元気でイキイキとした毎日には、魚や肉、卵、豆腐といったたんぱく質は欠かせません。そして、**たんぱく質を効率良く使うには炭水化物であるお米も欠かせません。**

元気をつくるご飯の基本となるのは、お米（雑穀米）と野菜たっぷりのみそ汁と良質なたんぱく質（おかず）です。この基本の食事を忘れないでおきましょう。

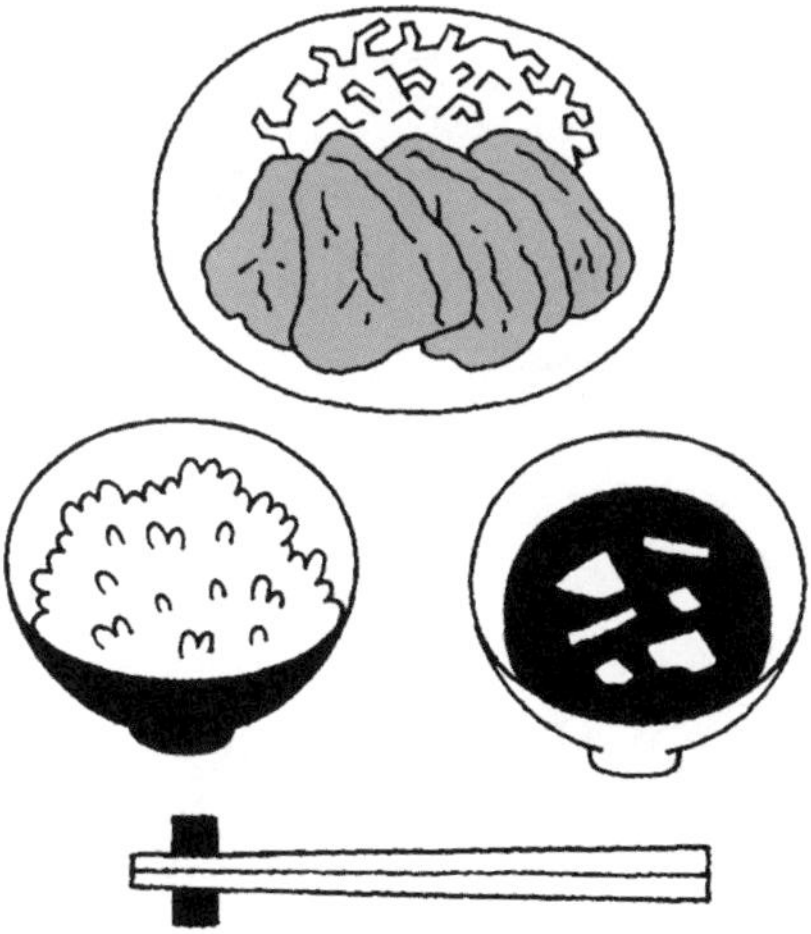

33

砂糖は
ヒステリックな人間を
つくります

栄養学的にも、5万人の食事カウンセリングをした経験からも、私は**「お米＝安定したメンタルをつくる」**ことには確信を持っています。

逆に、**「甘いもの好きはメンタルが弱い」**と感じます。

ある実験では、落ち着きがなく集中力が続かない子どもは、あまりお米を食べておらず、砂糖が多い飲み物やお菓子を日常的に食べていることがわかりました。甘いもの（砂糖）は急激に血糖値を上昇＆降下させるため、低血糖状態をつくります。これがイラッとする原因です。

この血糖値が下がったとき（低血糖時）が一番、大人も子どももキレるタイミングです。**血糖値が不安定だと食後3～4時間後のタイミングで低血糖状態になり、イライラや寒気を感じたり、手が震える人もいます（甘いものを食べたときは1～2時間後）**。これは、血糖値が急激に下がったときに、体が生命の危機を感じて、アドレナリンという、血糖値を上げるホルモンを出すからです。

アドレナリンは興奮系のホルモンで、ジェットコースターに乗ったときにも出る、気分を高揚させるホルモンです。アドレナリンが出すぎると、集中力がなくなったり、無気力感を覚えやすくなります。

イライラしたら甘いものを食べたくなる人は、甘いものを食べると、血糖値が急上昇&急降下してイライラするという悪循環に陥っています。まるで依存症患者のようにイライラ病にかかっているのです。

甘いものが好きな人は、ジェットコースター型血糖値&性格の傾向があります。気分にムラがあっては、毎日の生活で損をすることが多いはずです。

「でも、どうしても甘いものが食べたい!!」という人は、普段しっかりと「お米」を食べてみてください。この方法で多くの人が甘いものを減らすことができました。

左のグラフのように、「お米」を食べた場合はゆるやかに血糖値が上がり、ゆるやかに下がります。持続力と安定力があるのです。

だから、普段しっかりお米を食べている人は、多少甘いものを摂っても、血糖値は急上昇しません。なだらかに安定します。

また、**「インスリンが出る=体脂肪をつくり出す」**ことなので、甘いものを食べて急激にたくさんのインスリンが出ると、体脂肪が合成される量が増えます。

血液中のブドウ糖度（血糖値）の上昇のさせ方

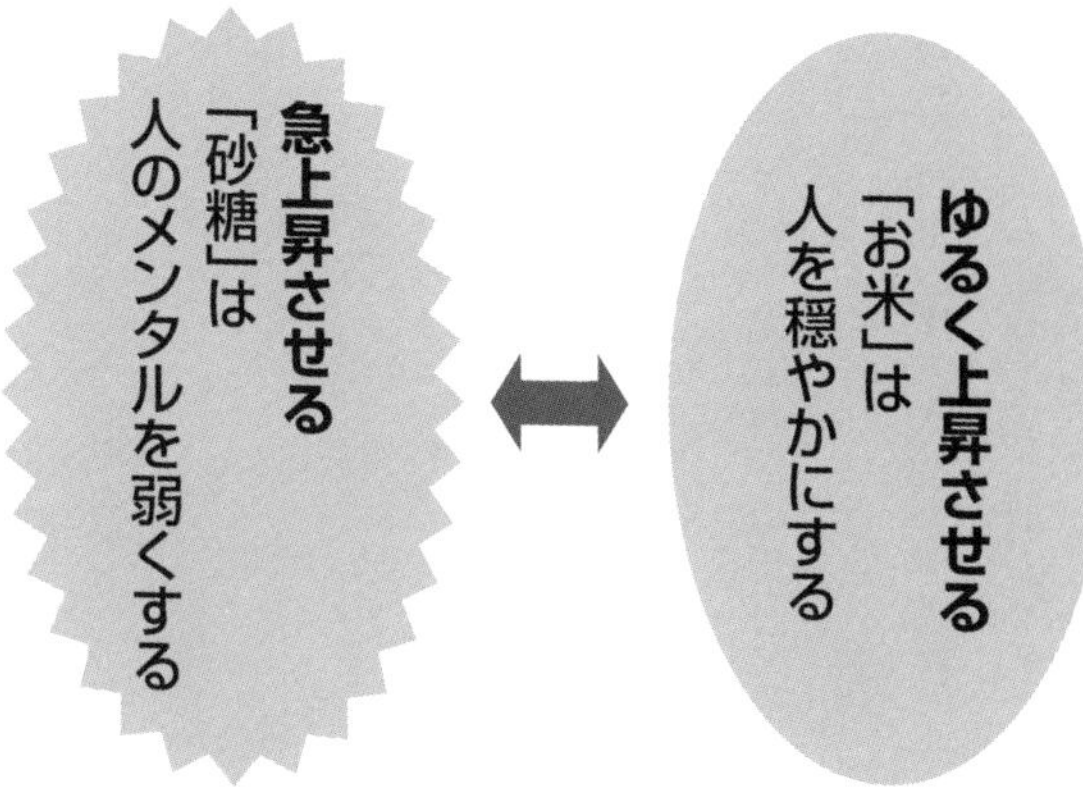

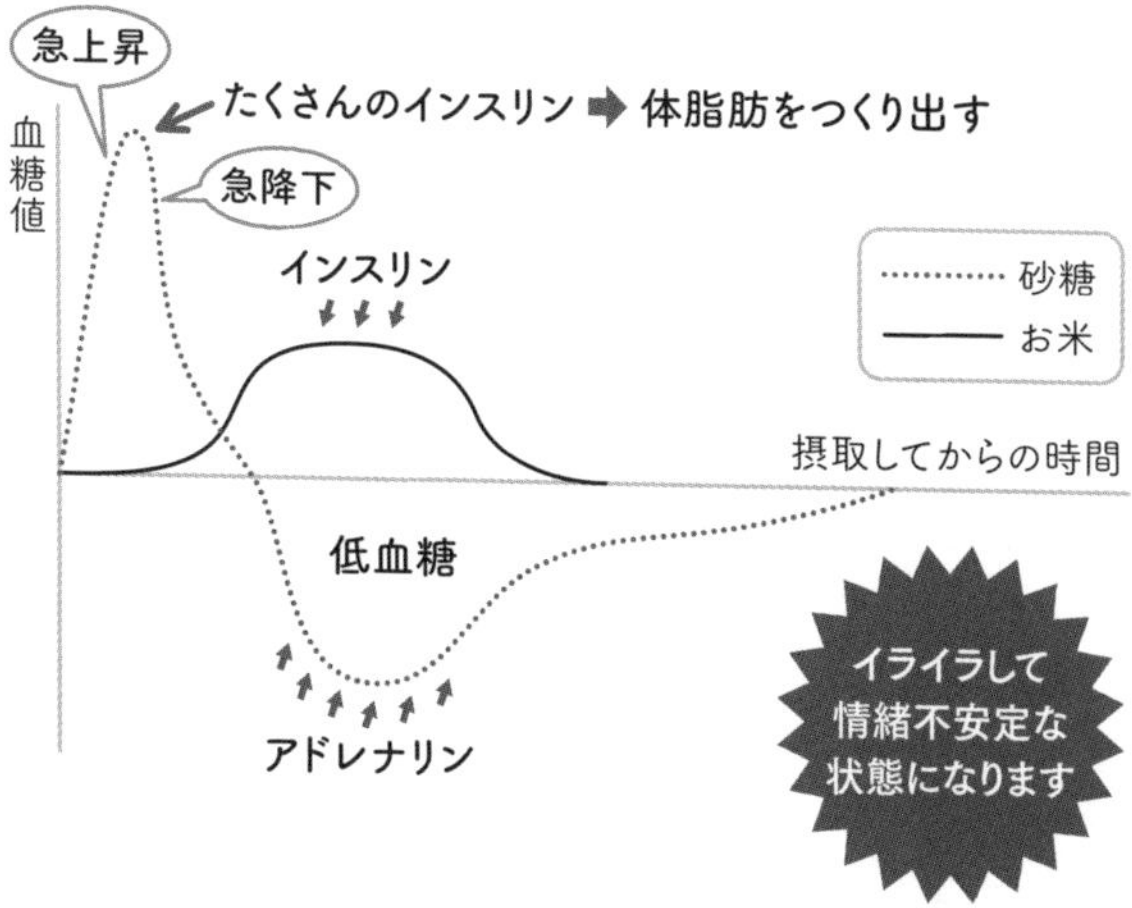

糖分の摂りすぎは「メンタルが弱くなる」「脂肪がつきやすくなる」と問題山積。

また、太るからとお米を減らしている人は甘いもの好きになる危険性があります。

体や脳のメインのエネルギー源は糖なので、糖の元となる炭水化物を控えると、脳は糖質不足を感じ、甘いものが欲しくなります。太りやすいからと炭水化物を控える人が増えているので、最近甘いもの好きが増えているように感じます。糖尿病患者にも甘いもの好きが目立ちます。お米を制限した結果、糖が不足してしまうからです。

私がアドバイスしているプロボクサーは、持久力や集中力が、あるタイミングでぷつっと切れるのが悩みでした。甘いものが好きだと言うので食生活を聞くと、減量のために炭水化物を制限していました。お米をしっかりと食べ始めたら、甘いものは全く欲しくなくなり、集中力、持久力が飛躍的に上がりました。実は、ボクシングジムに行くと、ロッカーにチョコなどのお菓子を常備しているボクサーは多いんです。

ストレスを抱えるサラリーマンにも甘党が増えていますが、なんだか疲れが取れなくて……、甘いものがやめられなくて……、でもやせたくて……という人は、お米を食べると、一石二鳥で心と体の悩みが解決できます。

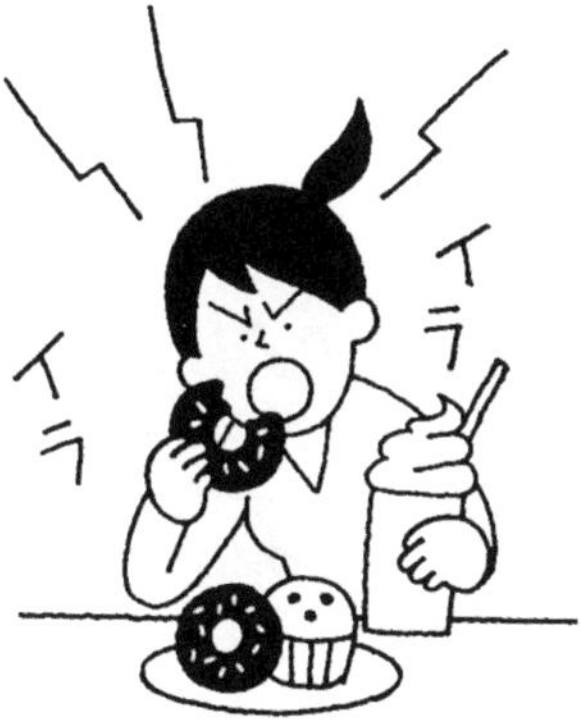
イラ
イラ

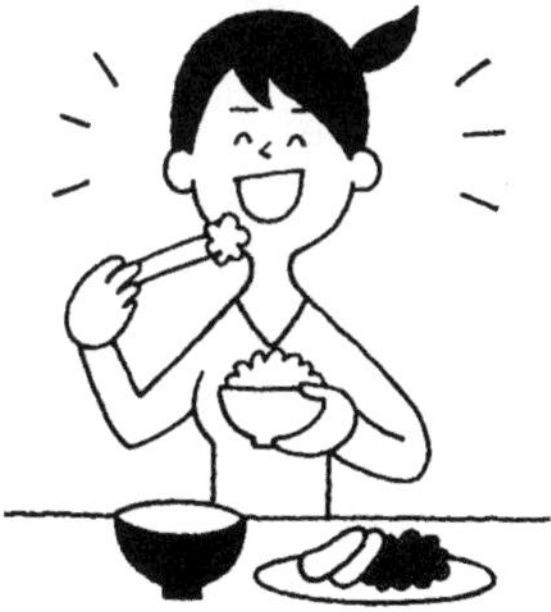

34

野菜ジュースを飲む人は出世しません

「健康にいいから」という理由で、市販の野菜ジュースを買っていませんか？

残念ながら、野菜ジュースでは健康になれません。野菜ジュースはあくまでも野菜の搾り汁で、大切なミネラルや食物繊維の大部分は搾りかすのほうにあります。

市販されている野菜ジュースの多くは、酵素処理や熱処理されているものが多く、本来の野菜の力はかなり失われています。代謝を促すビタミンやミネラルの力はあまり期待できません。加工の過程でも多くの栄養が損なわれています。

さらに市販の野菜ジュースのほとんどは濃縮還元タイプです。一度凝縮して水分を飛ばしたものを、再度水で薄めてつくったものです。計算上は１００％ではありますが、本来の野菜の栄養が損なわれています。

野菜を液体にして流し込むと、すぐに吸収されて血糖値を急上昇&急降下させるので、甘いもののように、精神的に不安定になることがあります。イライラしがちなビジネスパーソンは周囲から信頼を得にくいので、野菜ジュースをおすすめできません。

野菜ジュースは、野菜が摂れないときの補助ぐらいに考えましょう。

私は経営者向けの昼食会やカウンセリングも多く開催していますが、出世する人ほど、飲み物は**「お水」**を選んでいます。清涼飲料水や缶コーヒー、ジュースを選ぶ人はあまりいません。缶コーヒーは微糖タイプでもスティックシュガー約2〜3本分の砂糖が含まれています。レギュラータイプだと4〜5本分も含まれていて、大福餅1個、プリン1個に相当する砂糖を摂取してしまうのです。

無糖コーヒー以外の缶コーヒーはスイーツだと思っていいでしょう。大事な人と会う前で気合を入れたいときに、気つけに飲むのはいいでしょう。ただ、日常的に朝に昼に息抜きに飲むのは、健康面でもメンタル面でも、おすすめできません。緑茶は体にいいといわれていますが、高濃度のカテキンが含まれている緑茶は胃腸の粘膜を荒らしやすく、消化吸収を悪くしますので、特に貧血の方は控えてほしいです。

どんな方でも体は資本ですが、特に健康な肉体とアグレッシブな精神力を保つ必要のある経営者は、食の知識をビジネススキルの一つと捉えている人が多いです。**忙しい人ほど、効率良く仕事をするために、きちんと食事を摂り規則的な生活をしています。**

ある経営者から**「お米中心の食事に変えたら面白いほど疲れが取れて、仕事もプライベートも、万全の状態で楽しめる」**とコメントをいただいたことは印象的でした。

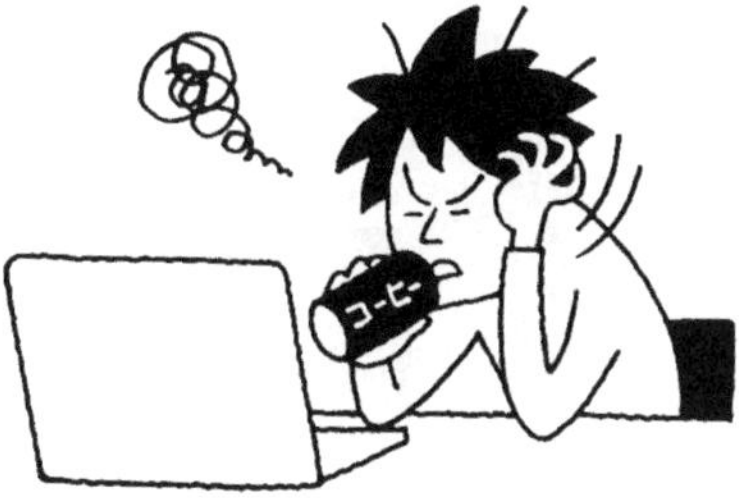
コーヒー

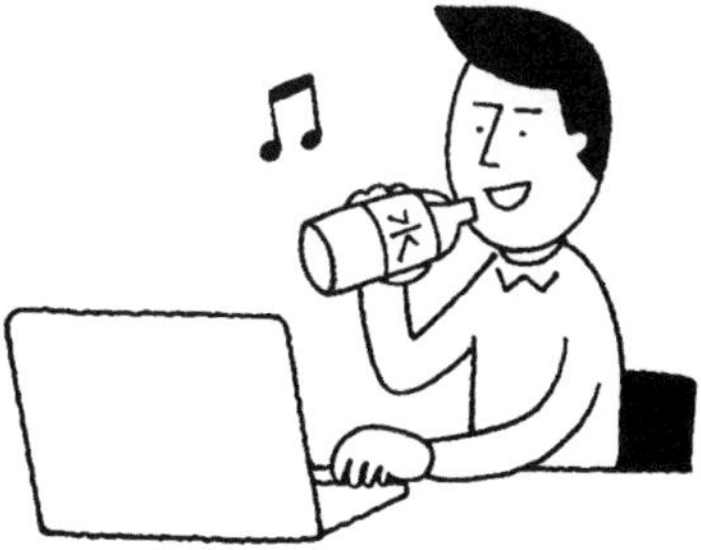
水

35

さびない脳をつくる!
朝ご飯に困ったら、
卵かけご飯

朝食抜きは、ダイエットの敵です！　朝食を摂らないと体温が上がりにくく、その日一日のカロリー消費量が少なくなるだけでなく、健康の要である胃腸が活性化しないからです。忙しい朝、食事をつくれない人には、卵かけご飯か納豆ご飯がおすすめ。

卵は、お米と同様に完全食品と呼ばれるほど、人間の体に必要な栄養をまんべんなく含んでいます。脳や神経組織に必要なレシチンも豊富です。

卵は、昔は病気見舞いに使われていたほど、滋養のつく食品です。卵をそんなに習慣的に食べたら、コレステロールを増やすので体に悪いと思われていた時期がありましたが、なぜか間違って広まった常識です。毎日数個食べても大丈夫です。

卵にはビタミン・ミネラルをはじめ、９種類のアミノ酸がすべて必要量含まれています。メンタルを強くするお米に卵を合わせると、朝から脳に栄養が行きわたります。

卵かけご飯と納豆ご飯の注意点は1つだけ。かき込んで早食いしないこと。流し込むように食べるとほとんどかまずに飲み込んでしまいます。その防止のためにも雑穀ご飯にするのがおすすめ。かまずには食べられないため自然とそしゃくします。忙しい朝は、元気で楽しい一日をつくる簡単雑穀卵かけご飯が味方になってくれます。

36

強いメンタルをつくる「定食ご飯」——「食べる順番」が重要！

強いメンタルをつくり、ダイエットにも効果的な外食は「定食」です。

お米とみそ汁、おかずと副菜がセットになっていて、炭水化物、たんぱく質、脂質、ビタミン、ミネラルといった、カロリーを燃焼させる栄養が揃い、メンタルを安定させる理想的なバランスをつくりやすいからです。おかずはお魚でもお肉でも、好きなものを選びましょう。同じおかずが続かなければ、どんなおかずでもOKです。違うおかずを選んでいれば、自然と全体の栄養バランスが良くなります。

ここで重要なのが食べる順番。まず、温かいみそ汁を1~2口、次にみそ汁の具の野菜・海藻や野菜メインの副菜から手をつけます。唾液を促す酸味のあるもの（梅干し少々や酢の物など）も、食事の初めのほうに食べると胃酸が出て消化を助けてくれます。**初めから消化に負担がかかりやすいおかずや油っぽいもの、ご飯を食べないことがポイントです。**運動前のストレッチのように、胃腸の受け入れ態勢が必要です。

負担の軽い汁ものや野菜で胃腸をならしたら、あとはお米を中心におかずを一緒に食べ進めます。**この胃腸に負担をかけない順番で食べると、食事のカロリーが効率的にエネルギーに変わり、余分なものはきちんと排出されていきます。**

37

根菜類ときのこ類が、カロリー燃焼効果を高めます

野菜のビタミンやミネラルには、ダイエット効果があります。でも、ただたくさん食べればいいのではなく、野菜の選び方と食べ方が大事なポイントです。

「根菜類」と「きのこ類」を選びましょう。大根、じゃがいも、ごぼう、れんこん、かぶ、里芋など、根菜類には体を芯から温めて代謝を高めるものが多く、ダイエット効果があります。

きのこ類は食物繊維が豊富で、腸内環境の改善が期待できます。特に、食物繊維の一種であるβ（ベータ）グルカンはきのこに特徴的な成分の一つで、免疫力を活性化することで注目されています。

根菜類ときのこ類は生で食べにくいものが多く、生野菜サラダではあまり摂れません。しかも生野菜は体を冷やしやすいのです。加熱する食べ方として特におすすめなのは、みそ汁の具としてたっぷり入れることです。発酵食品であるみそは体を温める作用も強く、野菜＋みそはダイエットの強い味方！　大量のサラダを食べたり、たっぷりの野菜ジュースを飲む人が多いのですが、ジュースも体を冷やしやすく、かまないのでダイエット効果が非常に弱いのです。

38

ストレスには、スーパーの旬の食材が効きます！

野菜は「旬」のものを選ぶのがコツです。旬で鮮度のいい野菜はビタミンやミネラルといった栄養価が高く、何といっても旨みや甘みがあっておいしいからです。しかも旬の野菜はスーパーで安くなっていることが多いですから、なおいいですね！

旬の野菜は季節に順応する体をつくるためにも大切です。トマトやなすなどの夏野菜は体を冷やし、ねぎ、れんこん、かぶなど冬野菜は体を温める力があります。季節外れの食材や環境の違う外国のものを食生活に増やしすぎないようにしましょう。

日常の食事は「お米＋野菜たっぷりのみそ汁を基本に、たんぱく質であるおかず（肉、魚、卵、豆腐）少々」を中心にしましょう。お腹からやせるだけでなく、勉強や仕事への集中力がアップしたり、穏やかな性格に変わっていくことを感じるでしょう。

雑穀ご飯や、天然醸造みそを選択すると、より効果的です。ポイントは、栄養素のしっかりと詰まった密度の濃い食材を選ぶことです。日常は、皿数を増やしたり手間をかけたりする必要はありません。普段をシンプルにする分、ときどき、外食やごちそうを楽しみましょう。楽しい会話をしながら普段食べない料理や食材を楽しむと、胃腸がよく動き、ダイエットにも健康にも効果的です。

39

みそ汁がお米の「最強の相棒」である理由！

お米は、実は日本人にとって重要なたんぱく源であることは意外と知られていません。現代の食生活においても、食品別にたんぱく質の摂取源を見ると、一番多いのは「穀類」です。＊注　穀類とは、米・小麦・とうもろこしなどの穀物とその加工品を表します。

肉や魚よりも多くのたんぱく質を穀類から摂っているというのは、意外ではありませんか？

たんぱく質は、分解するとアミノ酸になります。体を構成するアミノ酸は20種類。そのうち体内で合成できない8種類（幼児は9種類）のアミノ酸は食事から摂らなければならないため、「必須アミノ酸」と呼ばれます。

食品中に含まれる必須アミノ酸のバランスを評価したものを「アミノ酸スコア」と呼び、スコアが100に近いほど良質なたんぱく質とされています。

ほとんどの動物性のたんぱく質は、アミノ酸スコアが100となるため良質とされますが、植物性のたんぱく質は、スコアが低い傾向があります。

穀物で比べると、米は65、小麦は40と圧倒的に米のほうが良いスコアです。大豆は植物性のたんぱく質としては珍しく100であり、米に不足している「リジン」というアミノ酸を多く含むため、**米と大豆を一緒に食べると米のたんぱく質をレベルアップしてくれる効果**があります。

大豆食品の中でも、発酵しているみそや納豆は発酵によってたんぱく質の一部が分解されているため、アミノ酸が吸収されやすくなります。

さらに**みそ汁は温めて食べること、野菜などの具材を加えることによって栄養のバランスが良くなり、消化吸収の助けにもなる理想的な食べ方です。**

お米が主食の日本において、さまざまな形で大豆食品が発達してきました。栄養学がなかった時代でも、食材の力を上手に引き出す食べ方を追求してきた結果といえるでしょう。

国民1人・1日あたりたんぱく質供給量

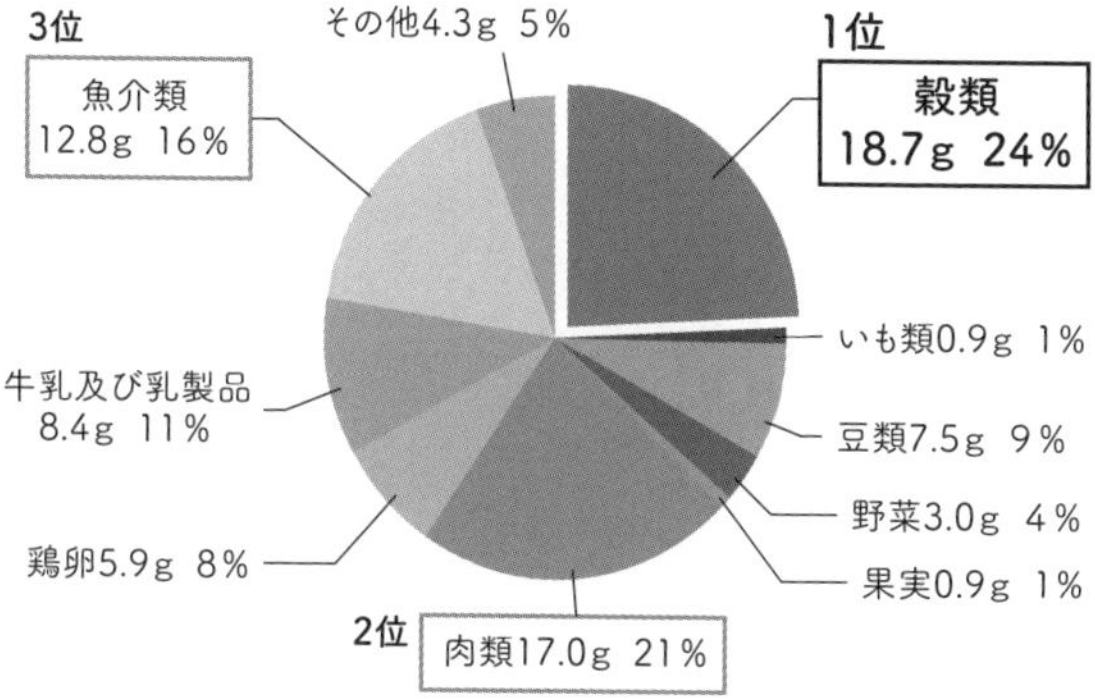

出典：農林水産省　平成30年度食料需給表より作成

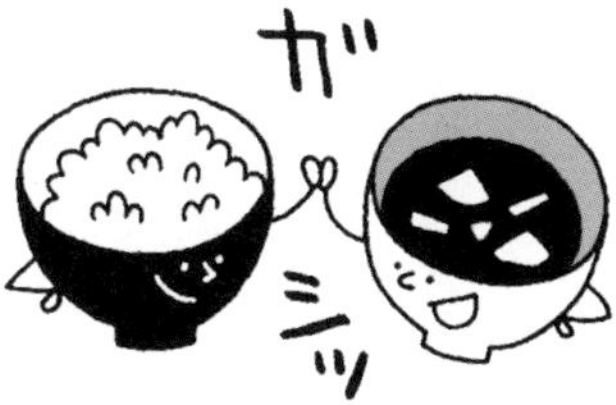

毎日の食事に取り入れるために!

みそ汁の基本をおさらい&おすすめレシピ

基本編 みそ汁をつくる前におさえておこう!

①みそ

味の決め手は「みそ」! ちょっと「お値段高め」を買おう!

原材料の質が良く、ちゃんと発酵している天然醸造で、余計なものを加えていない(無添加)、生きている(非加熱)みそを選びましょう。

チェックポイントは次の2つです。

1 原材料はシンプルに

基本の原材料は、大豆、米または麦（大麦）、塩です。

右記以外が入っていないものを選びましょう。こだわるなら、国産原料のものがおすすめです。

よくあるNGとしては、だしや旨み成分（アミノ酸など）、アルコールや酒精、ビタミンB、保存料（ソルビン酸など）が添加されたもの。

2 生きてるかどうか？

発酵食品のみそは、酵母の働きによって熟成が進みます。一般に流通しているみそは、加熱処理やアルコール処理により酵母を失活させて発酵を止めることで、常温で保管できます。品質が安定し、賞味期限を長く設定できますが、本来のみその力を失ってしまい、もったいないのです。

《見分け方》

◎表示ラベルを確認しよう！

保存方法に「要冷蔵」という表示があるか、確認しましょう。それがあれば、生きている（非加熱）のみそです。常温の棚ではなく、冷蔵コーナーで売っています。

◎空気穴があるかを確認！

生きているみそは呼吸をしています。密閉した容器だと呼吸で発生した炭酸ガスで破裂してしまうので、小さな空気穴（呼吸口）が開いています。

袋タイプは外から見てわかりますが、プラスチック容器に入っているものはふたを外さないと見えないものも多いので、ちょっとわかりにくいかもしれません。

みそはタイプの違うものを3種類くらい常備

いろいろな分類の仕方がありますが、見た目の色味（茶色、濃い茶色、白色）で個性の違うものを揃えておくのがおすすめです。

材料によっても米みそ、麦みそ、豆みそと種類があり、さらに、甘めのものから、塩分しっかりめの辛口のものまで、個性はさまざま。毎日食べるみそ汁を飽きずに楽しむには、変化を楽しむといいですね。

色による分類

白みそ　淡色みそ（茶色）　赤みそ（濃い茶色）

原料による分類	色や味による分類		塩分（%）	主な産地
米みそ	甘みそ	白	5〜7	近畿各府県、四国・中国地方の一部
		赤	5〜7	東京
	甘口みそ	淡色	7〜12	静岡、九州地方、その他
		赤	10〜12	徳島、その他
	辛口みそ	淡色	11〜13	関東甲信越、北陸、その他各地
		赤	11〜13	関東甲信越、東北、北海道、その他各地
麦みそ	淡色みそ		8〜11	九州、四国、中国地方
	赤みそ		11〜13	九州、四国、中国地方、関東地方
豆みそ			10〜12	東海地方

お気に入りのみそをシンプルに楽しむのもいいですが、個性の違うみそを組み合わせて使ってみましょう。味に深みが出たりまろやかになったりなど、おいしさがアップしますよ。

★みそは、減塩を意識しなくてもOK！

みその栄養は優れているのに、塩分が多く血圧を上げると誤解されてきました。最近の研究では、むしろ塩分のリスクを減らし、血圧を安定させることがわかり、積極的に摂取をすすめる流れになっています。

みその中の「大豆ペプチド」が血圧を安定させるだけでなく、腎臓から塩分を排出する機能性成分が含まれることも注目されています。

さらに、野菜や海藻に多く含まれるカリウムというミネラルは、塩分を体外に排出するため、具たくさんのみそ汁はいいですね。

②だし

自然の素材をいかして、旨みをいかして

丁寧におだしをひいたみそ汁はとてもおいしいですが、ちょっと面倒に感じることもあります。でも、毎日食べるみそ汁なので、健康のためにも、味覚のためにも、できるだけ加工されたもの（顆粒だしやうま味成分）は使わず、自然の素材の旨みで味わって欲しいものです。

そこでおすすめなのが、「粉末だしパック」を利用すること。

「粉末だしパック」とは、かつお節、昆布、煮干し、あご（トビウオ）、しいたけなど、

だしの素材を微粉末にして、ティーバッグのような袋に小分けになっているものです。パックごと煮出して取り出すのが一般的ですが、1回に1袋は割高だし、中身を捨ててしまうのはもったいない！

ハサミでパックを開けて、粉末を直接みそ汁に入れてしまいましょう。少量でも十分旨みが感じられます。

《粉末だしパックの選び方》

必ず原材料表示をチェックしましょう。

デキストリンや酵母エキス、アミノ酸などが入っているものが多いので、素材のみのできるだけシンプルなものを選びましょう。

塩分が入っているものも多く、チェックが必要です。

《自分好みをつくる》

かつお節や昆布などをミル（粉末にする機械）などで挽いて粉末にすると、自分好みの「だし粉」ができます。

③超カンタン！　みそ汁のつくり方の基本

お鍋で10分

・お湯を沸かし、だし粉（1人前小さじ1）を入れる。
※だし粉を最後に入れると優しい味になります。
・沸騰したら、具材を入れる。
・再び沸騰し具材に火が通ったら、火を止めてみそを入れる。

忙しいときは即席で（鍋を使わない）

1. だし粉　小さじ1
2. みそ　小さじ2
3. 乾物（乾燥ワカメ、切干大根、乾燥野菜、海藻サラダの素、すり胡麻など）適量
右記をマグカップに入れ、お湯を注ぐだけで即席みそ汁が完成！

※1．2．3．をラップに包んでおけば、お湯を注ぐだけでみそ汁が簡単にできる「みそ玉」に。まとめてつくっておけば、忙しい朝やお弁当などにも便利です。

応用編 レシピをつくってみよう!

デイリーみそ汁(毎日の基本)

おかずが少ないときは、野菜中心の具だくさんみそ汁にしましょう。サラダや野菜のおかずを1品増やすより、具だくさんみそ汁のほうが楽で、ドレッシングなどの余計な調味料も増えず、効率良く栄養が摂れます。

※一度にたくさんの種類を入れるより、日によって変化をつけるのがおすすめです。

ポイント1 具材は3~4種類を目安に組み合わせましょう

1. 淡色系の野菜　または　根菜類
2. 色の濃い野菜(緑黄色野菜)→いろどりに
3. きのこ類

組み合わせは無限大!

ポイント2 旬の素材を意識する(次ページ参照)

野菜の出回る時期と旬

■ 旬の時期（国産や天然物、特においしい時期含む）
▨ 出回る時期

	1月	2月	3月	4月	5月	6月	7月	8月	9月	10月	11月	12月
春キャベツ			■	■	■							
冬キャベツ	■	■									■	■
大根	■	■	▨	▨	■ 春大根	■	▨	▨	▨	■	■	■
人参	▨	▨	▨	▨	▨	▨	▨	▨	■	■	■	■
白菜	■	■									■	■
きゅうり	▨	▨	▨	▨	▨	■	■	■	■	▨	▨	▨
玉ねぎ	▨	▨	■ 新玉ねぎ	■	■	▨	▨	▨	▨	▨	▨	▨
ねぎ	■	■	■	▨	▨	▨	▨	▨	▨	▨	■	■
春菊	■	■									■	■
ごぼう	■			■ 新ごぼう	■	■				■	■	■
ピーマン	▨	▨	▨	▨	▨	■	■	■	■	▨	▨	▨
なす	▨	▨	▨	▨	▨	▨	■	■	■	▨	▨	▨
アスパラガス	▨	▨	■	■	■	■	▨	▨	▨	▨	▨	▨
じゃがいも	▨	▨	■ 新じゃが	■	■	▨	▨	▨	▨	▨	▨	▨
かぼちゃ							■	■	■	■	■	■
ブロッコリー	■	■	■	▨	▨	▨	▨	▨	▨	▨	■	■
レタス	▨	▨	▨	■	■	■	■	■	▨	▨	■	■
ほうれん草	■										■	■
かぶ	■	▨	▨	▨	▨	▨	▨	▨	▨	▨	■	■
小松菜	■	■	■	▨	▨	▨	▨	▨	▨	▨	■	■
とうもろこし						■	■	■	■			
トマト				■	■	■	■	■				
いんげん						■	■	■	■			
オクラ	▨	▨	▨	▨	▨	■	■	■	▨	▨	▨	▨

レシピバリエーション

冷蔵庫の中の野菜をいろいろ組み合わせて、日替わりで楽しんでみてください。右ページの表の旬の野菜を意識するとさらに良いでしょう。刻んだ油揚げを保存容器に入れて冷凍しておくと便利です。味が物足りないときにちょい足しするとおいしくなりますよ。

また、みその種類を変えると、同じ具材でも変化がつけられます。

〈旬の野菜みそ汁　レシピ〉

春
- キャベツ×まいたけ×ワカメ×油揚げ
- じゃがいも×アスパラ×しめじ×油揚げ
- もやし×ニラ×しいたけ

夏
- なす×オクラ×エリンギ×油揚げ
- モロヘイヤ×しめじ×豆腐
- ブロッコリー×ミニトマト×しめじ

秋
- 大根×えのき×ねぎ×油揚げ
- 里芋×ごぼう×しいたけ

冬
- 春菊×なめこ×油揚げ
- 白菜×厚揚げ×エリンギ×ねぎ
- かぶ×かぶの葉×えのき×油揚げ

おかず代わりにも！
ボリュームみそ汁で満足度アップ！！

おかずが少ないとき、おかずをつくるのが面倒なときなどは、みそ汁にボリュームを出しておかず代わりにするのがおすすめです。

〈たんぱく質の多い食材を加える〉

肉	豚肉、鶏肉、牛肉、唐揚げ、ソーセージ、チャーシュー
魚	鮭、たら、ぶり、さわら、さんま、サバ缶、イワシ缶
その他	卵、豆腐

ポイント

・具材は品数多め、大き目にカット（ゴロゴロに）
・多めにつくって煮込む
・何回かに分けて食べる
・味変、ちょい足しをしながら楽しむ

〈具だくさんみそ汁　レシピ〉

豚汁	豚肉、大根、にんじん、ごぼう、こんにゃく、玉ねぎ、豆腐
石狩風	鮭切り身、大根、にんじん、白菜、しめじ、いんげん
芋煮風	里芋、まいたけ、ごぼう、にんじん、鶏肉、油揚げ、ねぎ
根菜たっぷり	れんこん、ごぼう、にんじん、大根、さつまいも、豚肉
あら汁風	サバ缶、ニラ、じゃがいも、えのき、溶き卵、ねぎ
チゲ鍋風	白菜、豆腐、たら、キムチ、ニラ、じゃがいも、玉ねぎ、しいたけ

〈パターン無限！　のちょい足しレシピ〉

濃厚で食べ応えのあるみそ汁に

・豆乳
・牛乳
・酒粕

ちょっと変わり種

・キムチ
・トマト（トマトジュース）
・カレー粉
・チーズ

風味豊かに楽しむ

・柚子胡椒
・すりごま
・ごま油・オリーブオイル
・生姜
・みょうが
・にんにく
・ラー油
・七味

番外編　夏におすすめ、冷たいみそ汁

暑さで食欲のないときにもおいしくいただける、冷たいみそ汁。

彩り美しく、栄養たっぷり、旬の夏野菜が大活躍です！

〈夏においしい　みそ汁レシピ〉

冷や汁風	崩し豆腐、きゅうり、すりごま、みょうが、なす、しそ、えのき、イワシ缶
ガスパチョ風	トマトジュース、トマト、きゅうり、玉ねぎ、ピーマン、パプリカ、オリーブオイル
ビシソワーズ風	豆乳、じゃがいも、玉ねぎ、鶏のささ身、マッシュルーム、パプリカ

第5章

外食が多い人のための、お腹やせ！

……ストレスを発散して、楽しく食べて飲むと太らない

40

外食やお酒を楽しんでいる人のほうが、太りません

ダイエットや健康の実現には「よく笑い、おいしく、楽しく、幸せを感じる食事」が欠かせません。毎日の食生活を味わい、楽しんでいる人は、太りすぎないものです。

食事がストレスになってしまうと、ダイエットも病気の改善も結果が出にくいのです。ストイックにダイエットに取り組んでいた人が、気楽に考えだした途端に、みるみるやせていくケースをたくさん見てきました。

フィンランドの管理職男性1222人を追跡調査した研究では驚きの結果が出ています。健康診断をして生活習慣の指導をきちんと実行した人と、しなかった人の死亡率を比較すると、指導を実践しなかった人のほうが死亡率が低かったのです。無理して生活習慣を変えたストレスが、強かったからではないかと考えられています。

健康もダイエットも、楽しんだほうがうまくいくのです！

好きな人と大笑いしながら食べるといつもよりおいしく感じ、食欲が出ませんか？これは気のせいではなく、代謝に変化が起こっている証拠なのです。リラックスすると唾液の分泌量が増え、胃腸の働きも活発になります。消化・排出力が高まるので、食べても太りにくいのです。

外食やお酒を楽しんでいる人のほうが、健康状態がいいというデータもあります。お酒を飲むと楽しくご機嫌になって食事を楽しめるなら、「百薬の長」になります。

胃腸はとても繊細な臓器なので、メンタルの影響を大きく受けます。

私もお酒を飲む機会は多いほうですが、楽しみながら体型をキープしています。

首都大学東京の星旦二《ほしたんじ》教授の研究チーム（当時）が都市高齢者1万3000人を3年間追跡調査したところ、男性は「ほぼ毎日飲む」人の生存率が高く、女性は「週1～2回飲む」人の生存率が高いという結果でした（『ピンピンコロリの法則』ワニブックス）。

そして男女ともに、「お酒はほとんど飲まない」人が一番生存率が低いのです。

体質的に合わなかったり、過度なアルコールは、よくありません。ただ、調査をしてみると、多少飲んでいる人のほうが長生きする傾向があるのです。**翌日の朝にスッキリと起きられる量を目安に楽しみましょう。休肝日は連続した2日が理想的です。**

楽しくお酒を飲んでいる時間は、笑いが生まれたり、お店での人との交流によって刺激を受けます。そういった適度な刺激が、健康や消化にいい影響を与えます。

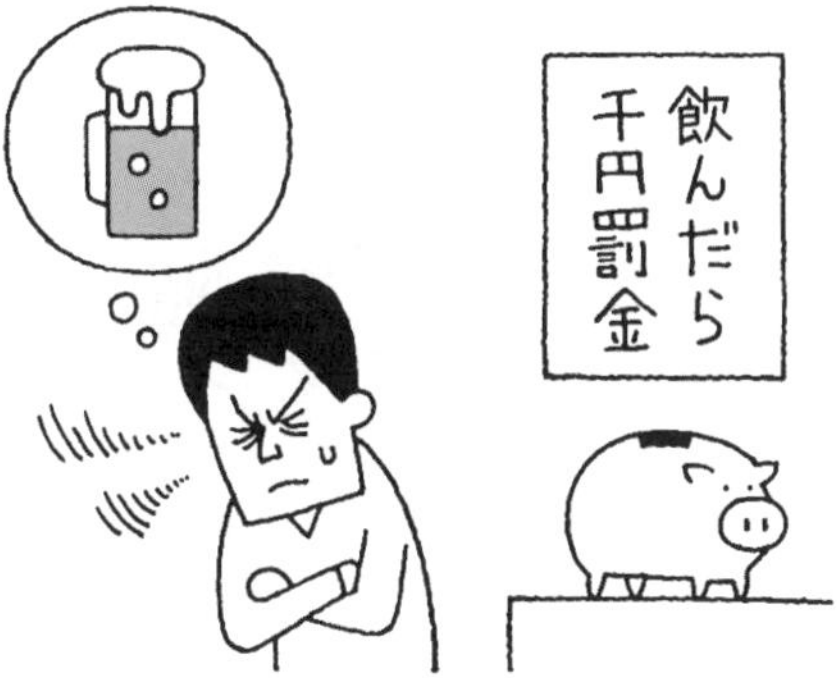
飲んだら千円罰金

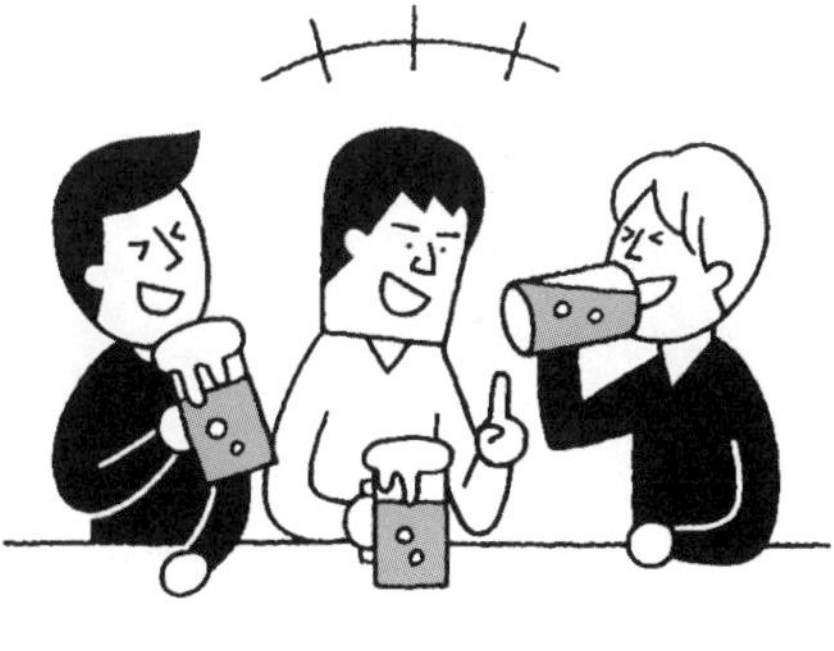

41

お酒のおともに「ネバネバ、豆、緑、きのこ」――肝臓をいたわると、やせやすい

肝臓と胃腸に負担をかけない、おつまみ選びにやせる飲み方のコツがあります。

1 ネバネバ系：胃腸の粘膜を守る力〈ビタミン、ミネラル〉

とろろ、オクラ、納豆、海藻類（もずく、ワカメ、昆布）、なめこ、モロヘイヤ

2 豆・大豆：肝臓の再生を助ける〈植物性たんぱく質〉

枝豆、スナップえんどう、いんげん、豆腐、湯葉、納豆、豆乳、みそ

3 濃い緑・海藻：代謝力アップ〈ビタミン、ミネラル〉

ほうれん草、小松菜、ブロッコリー、グリーンアスパラ、オクラ、ニラ、ひじき

4 きのこ：デトックス力〈食物繊維〉

しいたけ、しめじ、まいたけ、えのき、エリンギ、なめこ、マッシュルーム

まず、この4つの中からおつまみのいくつかを注文して、しばらくお酒を楽しんでから、好きな肉や魚を注文しましょう。注文のしすぎを防げます。

最後は、脂肪燃焼効果があるシメのご飯を忘れずに頼んでください！ かまずに流し込んでしまうお茶漬けや、油の多いチャーハン、おかずがのっている丼物などは避けて、白いご飯かおにぎりがおすすめです。みそ汁も一緒に頼みましょう。

42

やせている人ほど、大盛りを頼んでいるのはなぜ？

外食を楽しむなら、カロリー燃焼バランスのいい「定食」がおすすめです！　生姜焼き定食や焼き魚定食など、おかずは好きなものを選びましょう。

一般的な定食は「ご飯、みそ汁、小鉢、おかず」のセット。このとき、カロリーを燃焼してくれる**「ご飯６割・おかず４割」**のバランスだけ気にとめましょう。

外食はおかずのボリュームが多いので、大盛りご飯にするか、おかずを少し残すくらいで「６対４」のバランスになります。

定食店チェーンで調べたところ〝ご飯大盛り〟を頼むのは、断然やせ型の人だとか。やせ型の人に早食いは少なく、メタボ型で大盛りご飯を頼む人は早食いの傾向がありました。早食いはかまずに飲み込むので、胃腸のやせスイッチが入りません。

早食いを防ぐコツは「皿数を増やす」ことです。例えば、牛丼を牛皿定食にするだけで食事時間は長くなります。**お皿の数が多いほうが早食いを抑えられます。**丼物などの一品料理より、４皿あったら４皿を交互に食べるほうが早食い防止効果があり、そしゃくも増えます。**定食はお皿の数が多いので、自然と「よくかむ」「ゆっくり食べられる」からやせられる食事スタイルといえます。**

43

ハンバーグより、ステーキがおすすめ

ハンバーグ定食よりも、ステーキ定食がおすすめです。
餃子定食より、生姜焼き定食がおすすめです。
メンチカツ定食より、豚カツ定食がおすすめです。
ポタージュスープより、ミネストローネがおすすめです。

似たような料理でも太りやすさは違います。素材の元の形があるもののほうが、ダイエット効果が高いのです。

例えばお肉の場合、ひき肉にすると元の形がなくなって軟らかくなるのでかむ回数が少なくなり、早食いしやすい傾向があります。ステーキのようによくかむ料理のほうがいいのです。お肉は厚みがあるほどかみごたえがあり、ダイエットに効果的です。

また、ハンバーグや餃子といった加工食品は、コストを落とすため、つなぎで余計なものが使われることもあり、そういう意味でも加工が少ないメニューがいいですね。

野菜は少し大きめ、少し固ゆでが理想的です。かみごたえがあると、そしゃくするので胃腸のスイッチがＯＮになります。また、素材の味も感じやすくなり、少ない調味料でもおいしく食べられるようになります。

44

豚カツを食べても太らない食べ方は、こんなに簡単です

豚カツ定食や唐揚げ定食はおいしいですよね。ダイエット中でも揚げ物が食べたくなったら、食べましょう。豚カツ定食を食べても太らない食べ方を教えます。

カロリーを燃焼する栄養バランスは**「炭水化物60%以上、たんぱく質15%、脂質20〜25%」です。例えば豚カツ定食は、脂質の比率が45〜60%と高め。豚カツ定食をやせる理想の栄養バランスにするためには、豚カツを半分にして、ご飯を大盛りにすると、脂質は25%くらいに、ぐっと減ります。**

でも、1回の食事のバランスが悪いくらいでは太りませんので、ランチに豚カツ定食を食べたら、夕食はおかず少なめにするといいでしょう。お米の脂質は約2%と少ないため、お米をしっかり摂っておかずの比率を下げれば、カロリーを燃焼する栄養バランスが整いやすいのです。

例えば2泊3日のごちそう三昧《ざんまい》温泉旅行に行くと、おかずの多い食事で脂質の比率が高くなり、胃腸が疲れて排出力も落ち、太りやすい体質になります。そこで旅先では思いっきり豪華な食事を楽しみ、戻ってから3日間、お米＋みそ汁生活をすれば、やせやすい体質に変わります。やせたいと思ったら**お米＋みそ汁生活**です！

45

「よくかむ」薄味の食事で、脂肪燃焼スイッチが入ります

基本的には「炭水化物60%以上、たんぱく質15%、脂質20~25%」というカロリー燃焼栄養バランスさえ守っていれば、どんな外食でもダイエット食になります。

ただ、できるだけ注意してほしいのが、消化・排出力を高めるために「よくかむ」ことです。舌は味を感じると、反射的に飲み込む性質を持っているので、味が濃い食べ物はそしゃくせず、飲み込んでしまいがちです。そこで、味のあまりないお米や雑穀を主食にすると、濃いおかずと一緒に食べても、よくかむようになります。

ご飯とおかずを口の中で混ぜ合わせて食べることでそしゃくが増え、唾液中の酵素が働いて消化・排出力が高まります。これは「口中調味」と言って、日本人の健康を支えてきた食べ方です。ところが最近「口中調味」せず、おかずばかり先に食べる人が増えています。この「ばっかり食べ」はそしゃくの回数が減り、太りやすい食べ方。みそ汁や野菜から食べ、おかずとご飯は同時進行する「三角食べ」がおすすめです。

ちなみにお寿司はヘルシーフードのイメージがありますが、パクッと口に入れてほとんどかまずに飲み込んでしまうので、かむ回数が少ない早食いメタボメニューです。酢飯に塩分と糖分も多く、ダイエット食にはなりません。時々の楽しみにしましょう。

46

外食でやせたいなら、このお店！

ダイエット中は、どんなお店を選んだらいいでしょうか？

1 店内調理しているお店を選びましょう！

お店でつくっているのが当たり前だと思うかもしれませんが、最近の飲食店は加工済み食品を使っているところがとても多いのです。工場で途中までの半加工をし、最終工程だけお店の厨房で調理します。コストダウン&効率化&誰がつくっても同じ味や品質を提供できるようにするためです。

遠くの工場でつくられ、運搬し保存するために冷解凍を繰り返した加工食品は、食材の栄養や旨み、酵素が減って、添加物や化学調味料も多くなりがちです。外食メニューには使用原材料の表示義務がなく、何が使われているのか見えません。こうした加工食品ばかり食べていると、代謝が悪くなり、太りやすく、疲れやすくなります。

あるファミレスチェーン店では、厨房にまな板も包丁もないことをアピールしていました。「工場で衛生的に処理された野菜だけを使っています」というコメント。工場で消毒殺菌された野菜は確かに「衛生的」かもしれませんが、「健康的」ではありません。カットしてから消毒し、何度も洗浄すると野菜の切り口から栄養や旨みがどんどん流れていきます。野菜の形はしていますが、栄養はスカスカの抜け殻状態。こんな野菜を山盛り食べても健康効果は薄いですね。

お弁当屋さんでも、ちゃんと手作りしているところは残念ながら少ないです。何度も使って酸化した油で揚げた冷凍ものや、業務用パックに入ったお惣菜を「手作り弁当」として弁当容器に詰めているだけのところもあります。食べてみて、素材の旨みを感じられなければ、そのお店は控えましょう。

2 店長や経営者の志が感じられるお店を選びましょう！

いい加減なお店が多い中、個人的に応援したいのが、**定食店チェーンの「大戸屋」と、おにぎり屋の「おむすび権米衛」です。**

仕事を通じて、多くの飲食店と交流があり、裏側を見てきましたが、チェーン店でありながら、素材にこだわり、店内調理をきちんと行い、お客様の健康を意識しているお店は、残念ながらそう多くはありません。大戸屋は、できるだけ家庭に近いスタイルを目指し、注文を受けてからつくり始めるスタイルが大きな魅力です。

どちらも、経営者が本気で、「日本の食生活を変えたい」「お母さんがつくるような愛情深い食事を提供して、健康を維持してもらいたい」と思っています。飲食店は、そのお店の店長やオーナーの考えが反映されますので、お店の理念やコンセプトを調べてみると意外な発見があるかもしれません。

大戸屋でイチオシなのは、地味な存在ながら胃腸力を上げる「大根おろし」です。

焼き魚の添え物として提供される大根おろしですが、大根おろしのビタミンや消化酵素、辛み成分などはおろして時間がたつと効果がどんどん失われる性質があります。

外食やコンビニでは工場でパック詰めされた大根おろしが多く使われていますが、大戸屋は注文を受けてからおろしています。

おむすび権米衛のお米はすべて特別契約栽培で、生産者から直接仕入れています。

店長をはじめアルバイトも含めた全従業員が参加して、田植えから稲刈りまでお手伝いしている愛情のかけようです。「精米したて」「炊きたて」「むすびたて」とつくりたてにこだわっているので、素材の味が感じられて、とてもおいしいです！

3 質のいいお米が食べられるお店を選びましょう！

両社とも、質のいい白米や消化よく工夫した玄米や五穀米などを提供しています。

第6章

正しい姿勢ダイエットで、ハードな運動をしなくても、やせられます！

……むしろハードな運動をしないほうが、やせられるんです

47

「立つ」「歩く」「座る」を変えると、部屋の掃除だけでも、やせられます

ダイエットに、ハードな運動はいりません。

私が、特別なダイエット食品や特殊な食事法より、日常的に手に入りやすいお米とみそ汁をすすめるのは、無理せず一生継続できる方法だからです。一時的なダイエットでは、根本的に体を変えることはできないので、あまり意味がありません。

運動はリフレッシュや趣味として楽しむのはとてもいいのですが、体を動かすのがそれほど好きではない人には、ストレスになりがちなので、ハードな運動はすすめません。**日常の小さな行動を見直す程度で、ダイエットには十分効果的だからです。**

大切なのは姿勢です。姿勢を正すと内臓が正しい位置に戻り動きやすくなるので、胃腸が力を発揮して太りにくい体質に変わります。姿勢を保つだけで全身の筋肉を使うので、日に日に引き締まります。正しく「立つ」「歩く」「座る」だけで、内臓が活性化し、お腹からやせていきます。一度習慣にすれば一生ものです。やせるのにお金も時間もいりません！　今の生活に大きくプラスするのではなく、少し意識してみるだけ。3つの正しい姿勢が身につくと、「朝5分は部屋の掃除」「会社では階段を使う」だけで内臓が正しい位置に戻り、胃腸力が上がり、代謝しやすい体に変わります！

確実にやせられる立ち方！

48 「正しく立つ」ダイエットで、お腹やせ！

お腹に力を入れる

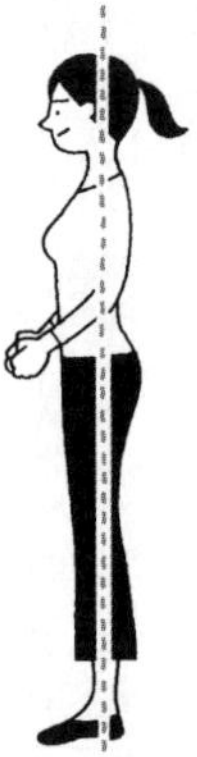

やせる姿勢は、横から見たときにも、**耳、肩、腰、膝、くるぶしが、地面からまっすぐつながった姿勢。**立つだけで「腹筋・背筋・お尻の筋肉」を引き締めます。肩や頭が前に入って猫背にならないように胸をしっかりと開きます。力が入りすぎないようにリラックス。

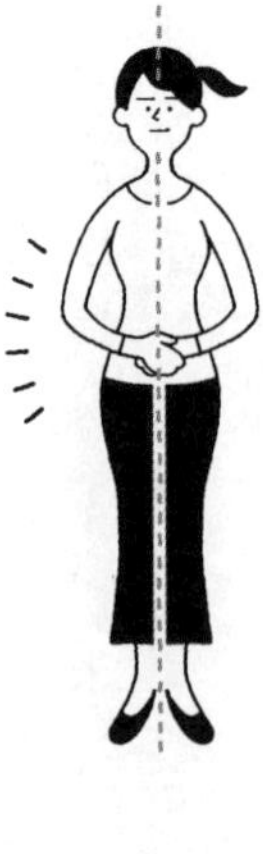

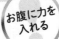

きついジーンズのファスナーをお腹を引っ込めて上げるときをイメージして、おへそと恥骨の距離を縮める意識をしましょう。**頭から上に引っ張られていることをイメージすると、内臓が活性化**します。

NG 太りやすい人の立ち方

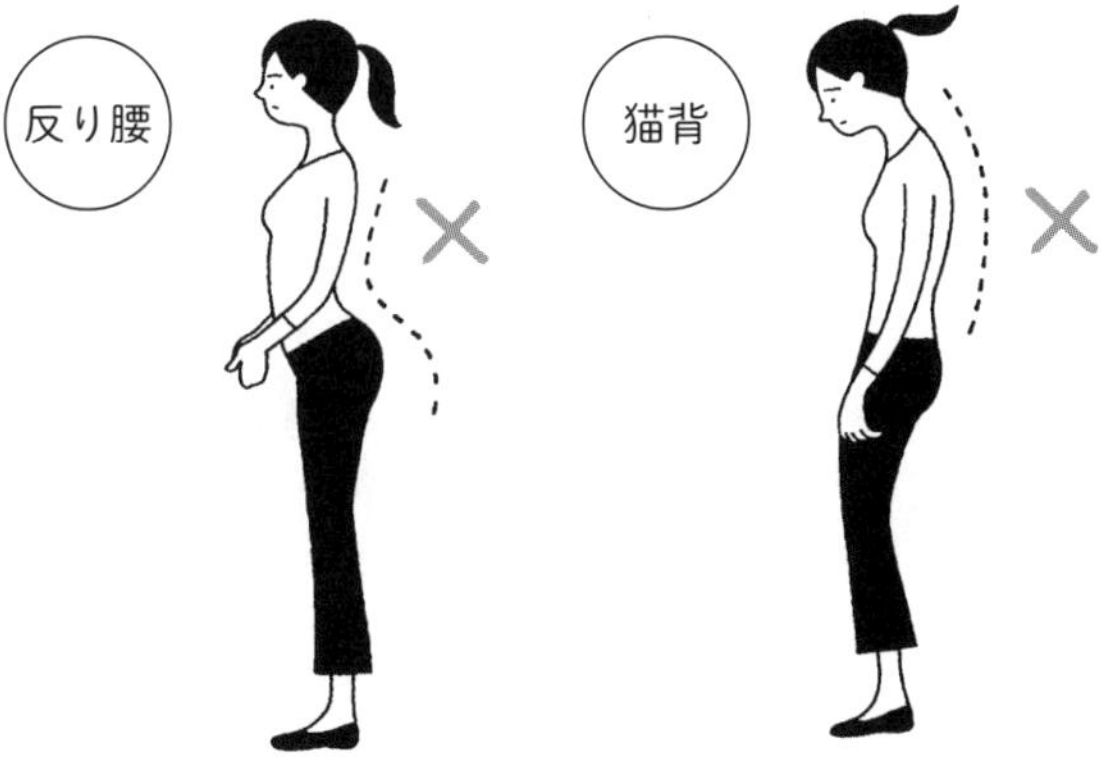

反り腰も猫背もお腹と背中の筋肉を使っていない姿勢。続けると、**筋肉が老化して、お腹がぽっこりと出て、お尻がどしっと下がっていきます。**腰が反っていると腰を痛めやすく、腰が丸まっていると老けた印象になります。

確実にやせられる歩き方！

49 「正しく歩く」と下半身から引き締まる！

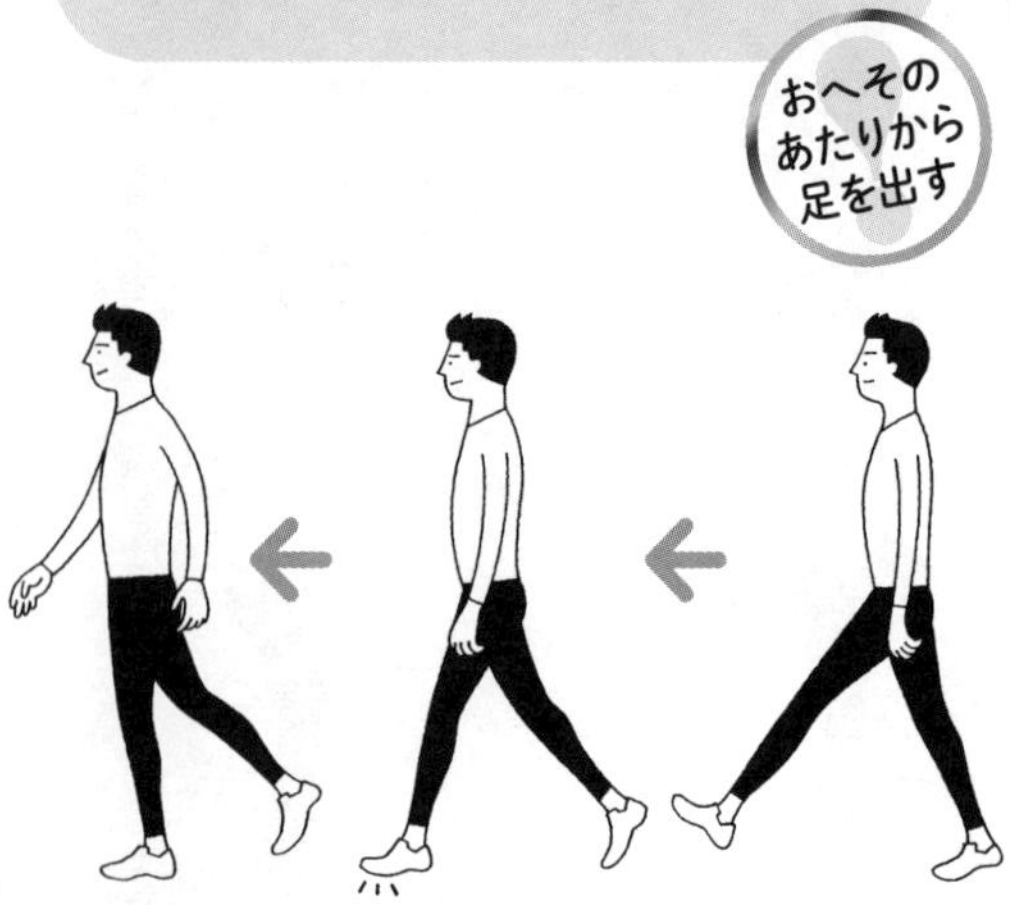

体重移動をして、後ろの足はしっかり地面を蹴り上げてお尻に力を入れる

着地する

大きく踏み出す

ちょっと大股気味で歩くと、ウエストの引き締め効果が期待できます。これだけ覚えておけば、腹筋がつきます。

足はおへそのあたりから出すイメージで、骨盤を動かして歩きます。体重をしっかりと移動させ、後ろの足で地面を蹴ったらお尻を縮めるイメージを。

お腹引き締め＆ヒップアップ効果があります。

NG 太りやすい人の歩き方

転びやすい人、靴底が減りやすい人、膝が曲がったままズルズルと歩いている人は、ほとんど足を上げていないのでお腹ぽっこり傾向があります。

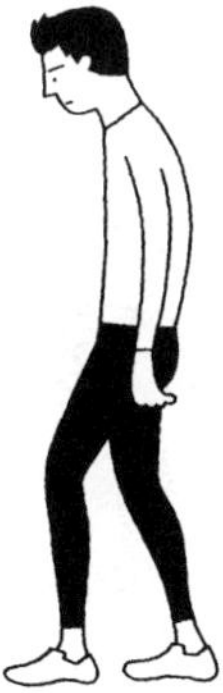

足幅が狭いので、お腹やお尻の筋肉を使っていません。お腹やお尻からたれてきます。

「やせられる歩き方」をすると、冬でも汗をかくくらいで、5分も歩けば体がポカポカしてきます。
特別な運動をしなくても、家から駅まで歩く5分間、正しく歩くだけで体が引き締まります。

50

「正しく座る」ことが「筋トレ」になる！

確実にやせられる座り方！

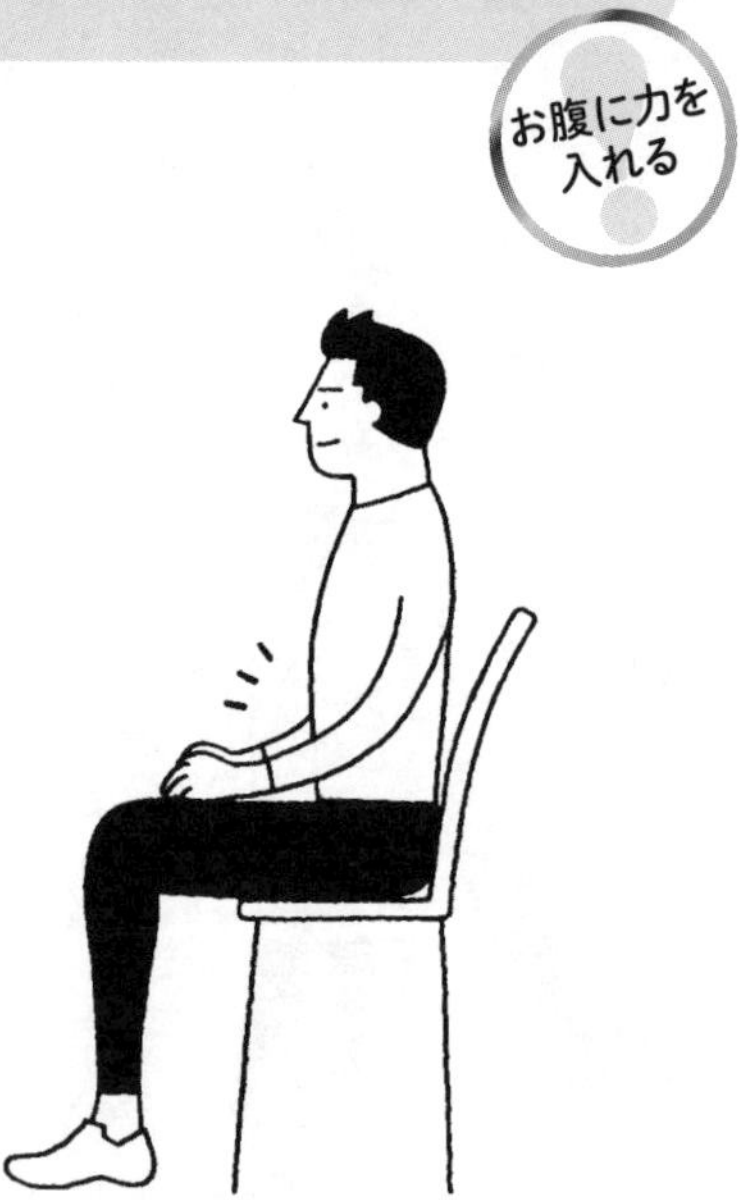

椅子に深めに腰掛けて、足は膝の真下におきましょう。背筋を伸ばし、お腹に力を入れます。肩を開いて、バストを引き上げるイメージをすると、バストアップします。膝と膝をくっつけると美脚矯正効果があります。
スマホを見るとき、首が前に出て猫背になる人が多いので、スマホは顔の位置に持ち上げ、首は常に肩の上にあることを意識しましょう。

NG 太りやすい人の座り方

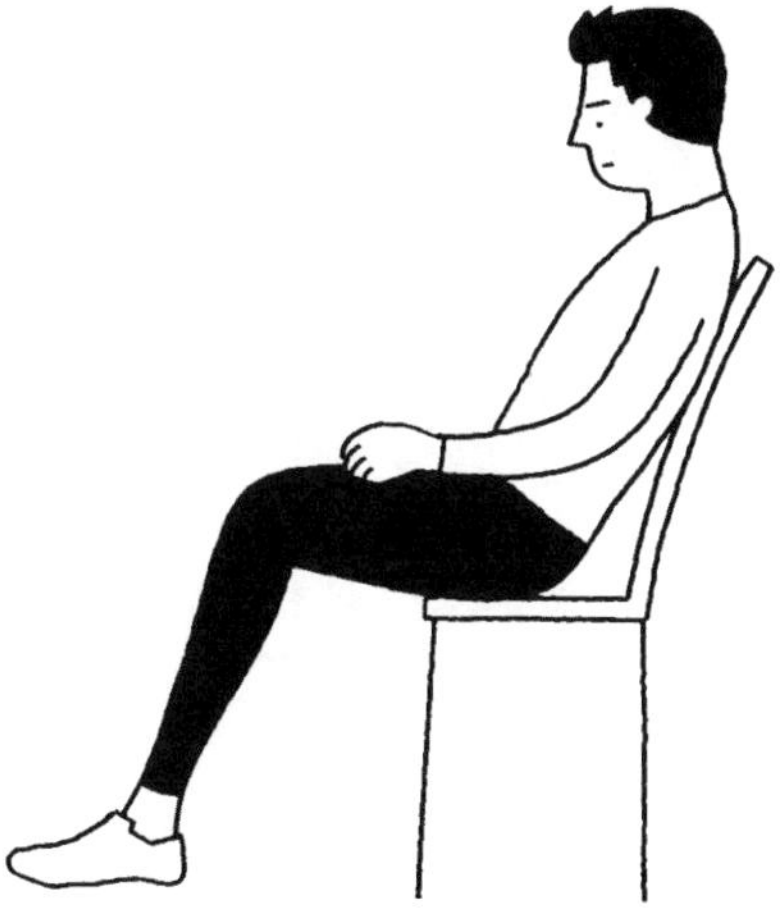

浅く椅子に腰掛けると、お腹がぽっこりと出ます。
首が肩より前に出てあごを引いた状態になるので、首にしわができやすく、二重あごにもなりやすいので、美しくありません。
猫背で背筋もゆるみっぱなしになるため、内臓が下がり、胃も下がってきて、代謝能力が落ちてしまいます。

51

お腹を7秒凹ませる↓本当にお腹から凹む!

深く呼吸をすると、やせる

深呼吸で代謝スイッチが"ON"になります

代謝を上げ、ウエストを細くする効果が抜群の腹式7秒呼吸法です。

まず、肺の中の空気を吐ききって空にしてから始めます。**鼻から空気をたっぷり吸いながら、お腹を膨らませます。このとき、手の平を上に向けるとイメージしやすいです。**肩が上がってしまわないように注意しましょう。気持ちのいいところまで吸ったら、**手の平を下に向けて、口からゆっくりと吐きながらお腹を凹ませます。吐ききったところでお腹をしっかりと凹ませたままで7秒間キープ!**　これを数回繰り返すと、気分がリラックスして、体が温まる感覚があります。

普段からしっかり胸を開いた姿勢で、腹式呼吸をして、たくさん空気を入れると、太りにくくなります!　カロリーを燃焼するときは酸素が必要だからです。

肺活量が大きければ大きいほど、酸素の取り込み量が増え、代謝が上がります。

朝起きたときに5〜10回深呼吸すると一日の代謝を上げる効果が高いですし、夜寝る前にすると安眠効果がありますよ!

第6章　正しい姿勢ダイエットで、ハードな運動をしなくても、
やせられます！

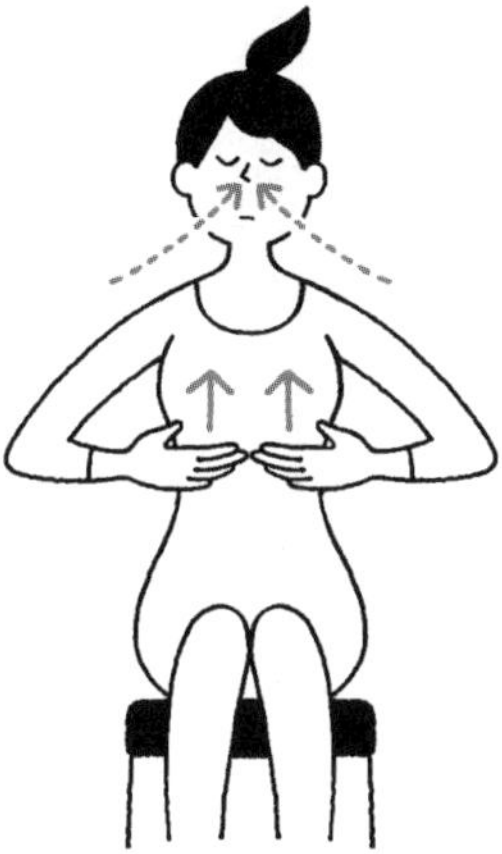

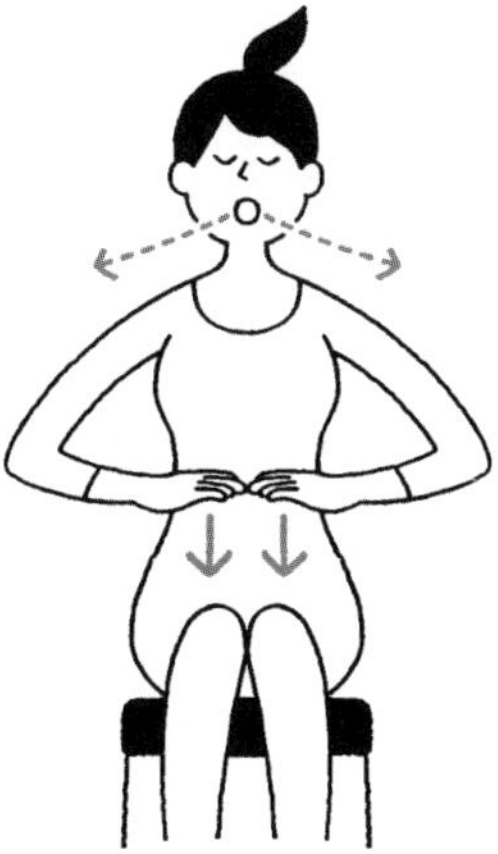

よくあるQ&Aコーナー

ここでは、本書が提唱する「食べてやせるダイエット」を実践した方から寄せられた、よくある質問に対して、答えをまとめました。「思ったように効果が出ない」「素朴な疑問があるのだけれど……」というときに、参考にしてください。

①何回かめばいいですか？

食材や料理法によってかむ回数は変わります。また、回数を数えて食べていると楽しめないと思うので、「味わう」ことを意識するのをおすすめしています。ひとつの目安として、ご飯の場合、よくかんでいると甘みが出てきます。甘みを感じたら飲み込んでOKのサインだと思ってください。

かむ回数を増やす秘訣がいくつかあります。

・味付けを濃くしない

・野菜などは大きめに切って火を通しすぎない（歯ごたえを残す）
・ながら食いをしない
・食事のときに飲み物で流し込まない

②ご飯を食べたら太りました。このまま食べていても大丈夫でしょうか？

おかずが多いままでご飯を増やすと食事量が多くなりすぎて太ることがあります。おかずを控えて、その分ご飯を増やしてみてください。早食いはしてないでしょうか？　食べ方に問題があるケースが多くあります。

また、これまで、糖質制限などで体内に貯蔵する糖（グリコーゲン）が少なかった場合、2kg前後重くなることがありますが、これは体内の水分が増えた分の重さです。

③おかずを減らして栄養不足になりませんか？

ご飯と具だくさんのみそ汁で必要な栄養はほぼカバーできます。たんぱく質は少し足りないのでおかずで補いましょう。みそ汁の具が少ないときは、野菜料理を一品加えるといいでしょう。簡単に栄養を補う方法として雑穀の利用をおすすめしています。

また、胃腸機能が高まると、消化吸収が効率良く行えるようになるため、これまでと同じ食事内容でも、利用できる栄養素の量が増えて、摂取量を増やす必要がなくなります。

④ 雑穀が苦手です。どうしたらいいですか？

雑穀は生産者の技術で品質が大きく変わります。さらに、収穫後の保管や流通の管理が重要になります。抗酸化力の強い雑穀は、光（紫外線）、熱、酸素にさらされると酸化が進み、味も食べたときの健康効果も落ちてしまいます。いい雑穀は臭みがなく甘みがあって、子どもも喜んで食べてくれます。

せっかく加えるなら、お米の味を損なわずおいしく食べられて、効果もしっかりと感じられるものを選んでほしいです。

満足いくまで食べて、
お腹からやせる

柏原式ダイエット
7つのルール

1

「栄養のある食事」を摂れば、太りようがない

柏原式ダイエットは、「食べてやせる」世界一簡単なダイエット。体の燃焼力を上げる栄養価が高い食材を食べていれば、脳は食べすぎないように指令を出してくれます。カロリーや食べる量を抑えるのではなく、カロリーを燃焼させる食材の選び方と組み合わせの仕方が、最大のポイント。

2

お米はよくかんでおいしく食べる

カロリーを燃焼させやすい「脂質」が少ない食事の中心になるのが、実は「お米」！　「お米」は、脂質が約2％と非常に低い食品だからです。お米に含まれる良質な炭水化物、たんぱく質は、カロリーを燃焼させる効

果が高いので、医師や栄養のプロの間では優秀で健康的なダイエット食品として認められています！

3

ご飯6割・おかず4割食べるとお腹からやせる

「炭水化物60％以上、たんぱく質15％、脂質20〜25％」がカロリーを燃焼させやすい黄金バランスです！　ご飯6割・おかず4割と覚えましょう。カロリーを燃焼させやすい雑穀ご飯を主食に選ぶと、短期間でお腹やせできます。お米を増やした分、おかずを減らすのがポイントです！

朝…ご飯（雑穀入り）＋みそ汁（野菜入り）
昼…定食スタイル（どんなおかずでもＯＫです！）
夜…定食スタイル（どんなおかずでもＯＫです！）

4

よくかんで食べると、やせる

意外かもしれませんが、「太りそう」と思いながら食べると、太りやすいメカニズムになります。「おいしい！」「楽しい！」と思いながらよく味わってかんで食べると、脳からも胃腸からも代謝を上げるホルモンや消化液が分泌されます。

5

体温を上げる食事に変える

まずは「朝ご飯を変える」だけでも効果があります。朝のお米＋みそ汁は一日１００円で「体温を上げる」「下腹からやせる」ダイエットご飯。体温の低い人は、太りやすいです。朝一番から胃腸を動かし「体温を上げる」と一日のカロリー消費量が高まります。

6

一日3食。3時のおやつもOK!

胃腸に負担をかけないために、食事とおやつの間隔は4時間以上あけましょう。8時間以上あけて食べると、栄養の吸収率が一気に高まり、太りやすくなります(睡眠時を除く)。食事の間隔があきそうだったら、おにぎりやゆで卵、ナッツなどのおやつを口に入れたほうが、太りにくくなりますよ。

7

お酒も外食も楽しんで、やせる！

よく話し、よく笑い、よく外食を楽しむ、ストレスが少ない人のほうが太らない傾向があります。ビールや日本酒も週に2日は休肝日をつくれば、ストレスを吹き飛ばしてくれます！ 飲むときは、肝臓をいたわるネバネバ、豆、野菜、きのことシメのご飯、みそ汁も一緒に頼むと、脂肪の吸収率を下げてくれます。

おわりに

「食べてやせる」この面白さをあなたに伝えたい！

最後までお読みいただきまして、ありがとうございます！

本書で紹介してきた「お米をおいしく食べると、やせられる」ダイエット法は、世の中の常識である「食べたら太る」という考え方と真逆です。

私はこの「食べたら太る」神話を壊したくて、この本を書きました。食べて胃腸を動かして、体の中から活性化するから、健康的にやせられるのです。食べなければ体重は減りますが、胃腸を使わず、細胞をつくる栄養も足りないので、体の中から老化しますし、どんどん代謝力が落ちて、太りやすい体質に変わります。

「きちんと食べてやせる」この方法をちゃんと実践して結果が出なかった人は今までいませんので、安心して始めてもらえたらと思います。

医師や栄養のプロの人たちにとっては常識となっている**「カロリーを燃焼させる栄養をきちんと摂ったらやせられる」**、この考え方は、まだまだ一般には広まっていません。この情報を伝えるために私は残りの人生をかけていきたいと思っています。

私がこのような使命を抱いたきっかけは、15年前に拒食症で苦しむ中学2年生のYさんに出会ったことです。

「食べたら太るという思いが頭から離れない。なぜ食べなきゃいけないの？　食べるのが怖い……」という彼女の言葉に触れ、もっと食事を安心して楽しんでも（むしろ楽しんだほうが！）キレイになれることを多くの人に伝えたいと思うようになりました。日本中に「食べてやせる」旋風を巻き起こしたい、と私は今日も全国をめぐり、講演会を開催しています。

最後に、この本をつくるにあたり推薦の言葉をいただきました森谷敏夫先生、多大なる協力をいただきましたかぎろい出版マーケティングの西浦孝次様と白木賀南子様、応援してくださるみなさま、ともに活動してくれている健康食育シニアマスターのみなさま、そしていつもサポートしてくれている日本健康食育協会のスタッフと家族・友人たちに感謝とお礼を申し上げます。

食で悩む多くの人が、食事で幸せを感じられるようになることを願って。

柏原ゆきよ

本書は、講談社より刊行された『お腹からやせる食べかた』を、文庫収録にあたり加筆し、改題したものです。

柏原ゆきよ（かしわばら・ゆきよ）
一般社団法人日本健康食育協会代表理事。一般社団法人食アスリート協会副代表理事。管理栄養士。１９７３年生まれ。共立女子大学卒業後、食品流通と製造、医療や教育などの現場を経験し、サプリメントメーカーなどの役員を経て、２００７年に起業。女優やモデル、経営者、アスリートなど幅広い分野で食生活のアドバイスを実施。５万人以上のサポート経験から「健康食育」の理論を構築し、指導者として「健康食育シニアマスター」の育成に力を注いでいる。２００８年より（株）大戸屋の健康食育プロジェクトを推進し「大人の食育セミナー」を監修。東日本大震災を契機に（一社）日本健康食育協会を設立。雑穀ブランド「マイ穀」を開発し、岩手県の継続的な支援に貢献している。農林水産省後援の「お米産業展」では、実行副委員長を務める。講演会は２千回以上。著書に、『食べて飲んでおなかからやせる』（かんき出版）、『疲れない体をつくる疲れない食事』（PHP研究所）など累計は15万部を超える。

知的生きかた文庫

お腹《なか》からやせる食《た》べ方《かた》

著　者　柏原《かしわばら》ゆきよ
発行者　押鐘太陽
発行所　株式会社三笠書房
〒一〇二-〇〇七二　東京都千代田区飯田橋三-三-一
電話〇三-五二二六-五七三四〈営業部〉
〇三-五二二六-五七三一〈編集部〉
https://www.mikasashobo.co.jp
印刷　誠宏印刷
製本　若林製本工場

ISBN978-4-8379-8646-1 C0130

知的生きかた文庫

40歳からは食べ方を変えなさい！

済陽高穂

ガン治療の名医が、長年の食療法研究をもとに「40歳から若くなる食習慣」を紹介。りんご＋蜂蜜、焼き魚＋レモン……「やせる食べ方」「若返る食べ方」満載！

40代からの「太らない体」のつくり方

満尾 正

「ポッコリお腹」の解消には激しい運動も厳しい食事制限も不要です！　若返りホルモン「DHEA」の分泌が盛んになれば誰でも「脂肪が燃えやすい体」に。その方法を一挙公開！

疲れない体をつくる免疫力

安保 徹

免疫学の世界的権威・安保徹先生が、「疲れない体」をつくる生活習慣をわかりやすく解説。ちょっとした工夫で、免疫力が高まり、「病気にならない体」が手に入る！

行ってはいけない外食

南 清貴

ファミリーディナー、サラリーマンランチに潜む意外な危険がわかる本！　今からでも間に合う「安全」「安心」な選び方、教えます。

食べれば食べるほど若くなる法

菊池真由子

1万人の悩みを解決した管理栄養士が教える簡単アンチエイジング！シミにはミニトマト、シワにはナス、むくみにはきゅうり……肌・髪・体がよみがえる食べ方。

C50356

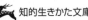